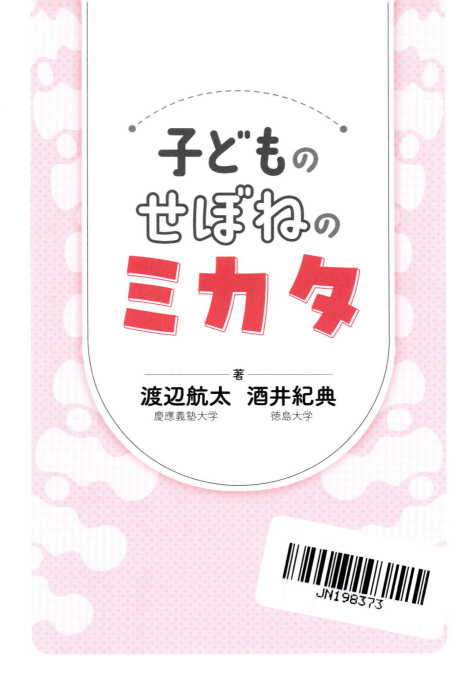

■著

渡辺　航太　慶應義塾大学医学部整形外科学教室

酒井　紀典　徳島大学医学部整形外科学教室

推薦のことば

　本書は一般の方とともに，医療従事者など幅広い方々に，短時間で「せぼねの病気」について詳しくなっていただける充実した内容です．執筆者の渡辺航太先生，酒井紀典先生はともに全国的，国際的に活躍している現役の脊椎外科専門医であり，患者さんの外来診療や手術，研究にたいへん多忙な毎日を送っておられます．そのようなお二人が今回，力を合わせて素晴らしい本書をお作りになったことに心から敬意を表します．

　このように医療の第一線で活躍されているお二人だからこそ実現した本書は，一般的には難しいとされる脊柱変形から，一般の方にも多くみられる腰椎分離症や腰椎椎間板ヘルニアまで，「子どものせぼね」で問題となる病気について幅広く最新の内容が記載されています．たとえば腰痛は，日本人が有する最も多い症状ですが，腰椎椎間板ヘルニアなど「よくある病気や症状」から側弯症を生じることもあります．このような機能性側弯症と構築性側弯症は治療も全く異なりますので，一見ややこしい両者の診断方法や治療まで，本書を読めば容易に理解できるでしょう．

　本書は全体を通じて平易な言葉で説明され，ふんだんに配置された医療画像やシェーマによって視覚的にもイメージが湧きやすく，一般の方にもたいへん理解しやすいと思います．また，患者さんに普段質問いただく内容が網羅されており，本書の最新の情報は日常診療にもたいへん役立ちます．さらに，単にシンプルに記載されることにとどまらず，最新の英語論文によるエビデンス（証拠）や国際的な研究もふんだんに紹介され，医療現場で働く医療従事者や医学生などの専門家にとっても，読み応えのある内容になっています．

　本書の構成は，一般の方ももっておられる「素朴なギモン」に対して，コンパクトに2ページ前後で答える「一問一答形式」になっており，普通は難しいと感じる内容もサラサラと短い時間で読み進めることができます．本書を通読後，もしギモンが残った場合も，そのギモンの項だけ再度読み返せば，一層深く理解できます．短時間で読み進められるため，最初から最後まで一気に通読いただくことをお勧めしますが，お時間のない方は目次から特に知りたいギモンの項だけ選んで読んでいただいても理解しやすい「独立完結型」の記載になっていますので，読者のお時間や興味に応じて，さまざまな読み方ができることも特長です．途中に出てくる「NOTE」はさらに一般の方が感じる素朴なギモンや最新の話題，将来の医療発展への可能性などを取り上げており，ギモンに対する理解が深まるだけでなく，未来の医療についても期待

することができます.

　この『子どものせぼねのミカタ』は，せぼねの病気に対する「見方（よくわかること）」だけでなく，患者さんや一般の方とともに医師を含めた医療従事者にとっても「心強い味方」になることが間違いない一冊です．ぜひ多くの方に手に取っていただき，ご活用いただきたいと思います.

今釜史郎
名古屋大学医学部整形外科教授（脊椎脊髄外科専門医）

はじめに

　このたび，「小児の脊椎疾患」をテーマにした本を執筆する機会をいただき，徳島大学の酒井紀典先生とともに本書をお届けできることをたいへん嬉しく思います．本書では，小児に多い疾患である脊柱側弯症，斜頚，脊椎分離症，椎間板ヘルニア，終板障害などの脊椎疾患について，わかりやすく解説することを目指しました．

　小児の脊椎疾患は，多くの症状が成長過程に影響を及ぼすため，早期の発見と適切な治療がきわめて重要です．2016 年からは運動器検診が開始され，多くの小児が整形外科や小児科を訪れることが多くなったのではないかと思います．一方で，その診断や治療には専門的な知識と経験が求められ，整形外科医のみならず，小児科の先生方にとっても理解が難しい側面があるのが現状です．本書では，これらの疾患の基礎知識から診断，治療の選択肢まで，わかりやすい図とともに解説を加え，臨床の現場で役立てていただける内容を充実させました．

　ぜひ，多くの先生方に，本書を通して小児の脊椎疾患に関する知識を深めていただき，初期診断や初期治療，そして他科への適切な紹介などの際にお役立ていただければ幸いです．

　また，近年注目されている研究や最新の治療法にも触れ，小児の脊椎疾患に関する包括的な理解を深めることができる一冊となるよう工夫しています．本書が，小児の脊椎疾患に携わるすべての医療従事者の知識向上に寄与し，患者様の健康な成長に貢献する一助となれば幸いです．

　令和 6 年 10 月

渡辺航太

CONTENTS 目次

1 側弯症

渡辺 航太　1

【病　態】

Q1　側弯症って何？ —————————————— 2

Q2　側弯症に種類はあるの？ ————————— 4

Q3　側弯症の患者ってどのくらいいるの？ ——— 8

Q4　側弯症ってなぜ起こるの？ ———————— 10

Q5　側弯症っていつ発生するの？ ——————— 13

Q6　側弯症になるとどうなるの？ ——————— 17

【診　断】

Q7　どうやって診断するの？ ————————— 19

Q8　学校検診って意味あるの？ ———————— 20

Q9　どんな検査をするの？ —————————— 24

Q10　どうやって今後進行するかどうか見分けているの？ ——— 27

【治　療】

Q11　どうやって治すの？ ——————————— 28

Q12　装具ってどんな時に必要なの？ —————— 29

Q13　装具ってどういうものなの？ ——————— 31

Q14　運動療法とは？治るの？ ————————— 36

Q15　どういう時に手術が必要なの？ —————— 38

Q16　どんな手術をするの？ —————————— 39

Q17　手術は怖いの？ ————————————— 42

【予　後】

Q18　側弯症になったら将来どうなるの？ ———— 44

2 斜　頸

渡辺 航太　51

【病　態】

Q1 斜頸って何？ ——————————————— 52

Q2 斜頸に種類はあるの？ ————————————— 53

【診　断】

Q3 どうやって診断するの？ ———————————— 56

Q4 斜頸を疑ったらどんな検査をするの？ ———————— 58

【治　療】

Q5 どうやって治すの？ ————————————— 60

Q6 どういう時に手術が必要なの？ ———————————— 63

【予　後】

Q7 斜頸になったら将来どうなるの？ ——————————— 67

3 腰椎分離症（疲労骨折）

酒井 紀典　69

【病　態】

Q1 分離症って何？ ———————————————— 70

Q2 分離症の患者ってどのくらいいるの？みんな痛いの？ ——— 72

Q3 分離症ってどうやって発生するの？ ————————— 73

【診　断】

Q4 分離症ってどういう症状が出るの？ ————————— 74

Q5 分離症をどうやって診断するの？（身体所見）——————— 77

Q6 分離症をどうやって診断するの？（画像所見）—————— 79

【治　療】

Q7 分離症の治療方針は？ ———————————— 92

Q8 すべりが進むとどうなるの？ ———————————— 104

Q9 分離症の手術治療の適応・方法は？ ———————————— 108

【予防など】

Q10 分離症の発生（再発）予防は？ ———————————— 110

4 腰椎椎間板ヘルニア
酒井 紀典 113

【病　態】

Q1 腰椎椎間板ヘルニアって何？ ———————————— 114

Q2 子どもの腰椎椎間板ヘルニアの患者ってどのくらいいるの？ — 116

【治　療】

Q3 子どもの腰椎椎間板ヘルニアってどうやって治すの？ ——— 121

5 腰椎終板障害
酒井 紀典 125

【病　態】

Q1 腰椎終板障害って何？ ———————————— 126

Q2 後方骨端輪骨折って何？ ———————————— 127

【治　療】

Q3 後方骨端輪骨折ってどうやって治すの？ ——————— 129

●索　引 ———————————— 131

NOTE

特発性とは？ —————————————————— 6

男女差の理由 —————————————————— 9

男子に見られた場合の注意点 ————————— 15

側弯症は痛いの？ ———————————————— 18

側弯症の単純 X 線画像は後ろから ————— 19

学校検診での脱衣について ————————— 23

腹壁反射とは？ ————————————————— 25

装具を開始するタイミングは？ ——————— 30

装具のコンプライアンス ——————————— 32

脊柱側弯症矯正のための装具治療の歴史 —— 33

運動療法をどのように治療に取り込むか ——— 37

側弯症手術による神経障害 ————————— 43

脊椎外科でのロボット手術 ————————— 43

側弯症の治療について ——————————— 46

側弯症の理想の手術 ————————————— 46

側弯症治療の現状と今後 ——————————— 48

骨性斜頸？ ——————————————————— 59

なぜ筋性斜頸のマッサージをしてはいけないの？ — 62

遅発性の斜頸 ————————————————— 68

無症候性で発生した（たまたま見つかった）分離症について — 75

ケンプテストについて ———————————— 78

分離症の類似疾患について ————————— 83

pediculolysis〔椎弓根骨折（分離）〕と laminolysis〔椎弓骨折（分離）〕— 85

Baastrup（バーストラップ）病 ——————— 87

Bertolotti（ベルトロッティ）症候群 ————— 88

子どもの医療被曝低減のために ——————— 89

分離すべりの二峰性について：すべったらどうなる？ —— 106

子どもの腰椎椎間板ヘルニアの症状の特徴と，手術のタイミングについて —— 121

コルセットは必要？ ————————————— 123

Straight-Leg-Raising test（SLR テスト）について — 127

後方骨端輪骨折に対する手術について ——— 130

1

側弯症

1. 側弯症 【病　態】

Q1 側弯症って何？

側弯症とは

　脊柱とは体の中心に位置する背骨のことで，建物に例えるならば柱のような役目があります．正常な脊柱は正面から見ると真っすぐに並んでいますが，「側弯症」では脊柱は正面から見て左右に彎曲（側弯）しています．コブ角（後ほど説明します）10°以上が側弯症と定義されています[1]．さらに脊柱のねじれ（回旋）も「側弯症」の特徴です（図1）．

　また，横から見て脊柱が後方に正常範囲を超えて大きく曲がる状態を「後弯症」，側弯症と後弯症が合わさった状態を「後側弯症」と呼びます（図2）．逆に正常範囲を超えて前方に大きく曲がる状態を「前側弯症」と呼びます（図3）．

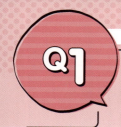

図1　側弯症

側弯症の分類

　側弯症は発生する年齢で分類されます．
- 乳幼児側弯症：生まれたばかりの0〜3歳までの乳幼児に発生する側弯症
- 若年性（学童期）側弯症：4〜9歳までの小児に発生する側弯症
- 思春期側弯症：10〜18歳の思春期に発生する側弯症
- 成人期側弯症，もしくは成人脊柱変形：19歳以降に発生する側弯症

　このように側弯症は生まれたばかりの乳幼児から高齢者まで，どの世代の人にも発症する可能性がある疾患なのです．

　この本では，そのなかで最も頻度が高い脊柱側弯症である「思春期特発性側弯症（以下，側弯症）」を取り上げます．

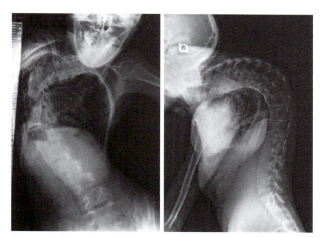

図2 後側弯症

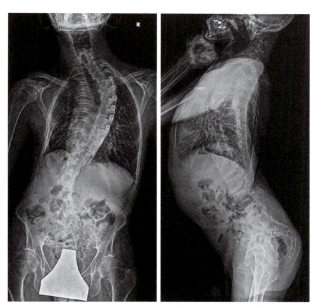

図3 前側弯症

文献

1) Scoliosis：Scoliosis Research Society. https://www.srs.org/Patients/Conditions/Scoliosis（2024年3月閲覧）

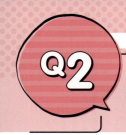

1. 側弯症 【病　態】

Q2 側弯症に種類はあるの？

　側弯症は「機能性側弯症」と「構築性側弯症」に分類されます．外的な原因があって，その影響で背骨が曲がるのが「機能性側弯症」です．一方で，側弯症に対して治療が必要になるのは「構築性側弯症」です．治療の対象が全く異なるため，両者の鑑別は非常に重要です．以下にその概要を説明します．

機能性側弯症

　外的な原因で脊柱が側弯している状態です．そのため，その原因を解決することで側弯が軽快したり消失したりします．例えば，腰痛，腰椎椎間板ヘルニア，脚長差，骨盤の傾斜，斜頸，腰椎分離症が原因で側弯が生じることがあります．この原因を見落として，側弯に対する治療（装具）を行わないよう十分に注意してください．

(1) **腰痛**：腰が痛いと体は自然に痛みを和らげるような姿勢を取りますよね．その時，単純X線を撮影すると，背骨は曲がって写ります．でも，腰痛が治ったら，背骨はまた真っすぐに戻ります．

(2) **腰椎椎間板ヘルニア**：ヘルニアが出ている方向とは逆に背骨が曲がることがわかっています[1]．そしてヘルニアを治療するとそのほとんどで側弯は改善します．ですので，強い腰痛や下肢痛がある側弯を外来で診た際は，ぜひ，腰椎椎間板ヘルニアを疑ってMRIを撮影してみてください．

(3) **下肢の長さの違い**：成長の過程や下肢の外傷などが原因で下肢の長さが左右で違っていると，骨盤が傾き，体幹のバランスを取るために背骨が曲がってしまうこともあります[2]．補高（靴底を厚くするなど）をすると側弯が改善します．

(4) **腰椎分離症**：腰椎の分離による痛みやすべりによって側弯が生じることがあります[3]（図1）．初診時には単純X線側面像を撮影して，分離や分離すべりがないことを確認してください．一度，側弯症としての治療が始まると，その後，側面の単純X線を撮影する機会はなくなります．ぜひ，初診時に目を皿にして確認してください．

(5) **斜頸**：頸部が傾くことによって，そのバランスを取るために背骨が曲がります．基本的には胸椎に側弯が生じます．ときに，側弯症に斜頸を合併すること

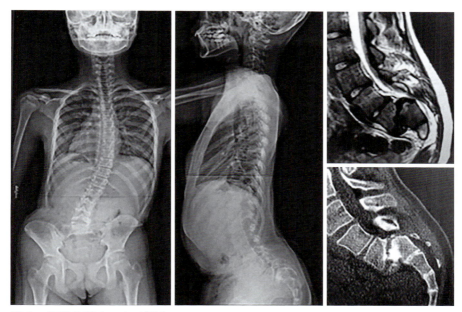

図1 腰椎分離症による側弯

もあります．治療の際は，どちらが原因か十分に検討する必要があるでしょう．

(6) 漏斗胸：漏斗胸とは胸骨とその周囲の肋骨がへこんでいる状態です．漏斗胸をもつ人の10〜20％に側弯があると報告されています[4]．単純X線の側面像ではわかりにくい場合もあるので，初診時に前胸部の形状について聴取してみましょう．軽度の側弯であれば漏斗胸を治療することにより改善するとの報告がありますが[5]，中程度以上では改善はしないようです．ですので，機能性側弯症と言っていいのかどうかは微妙なところですが，参考のために記載しました．

構築性側弯症

　側弯症に対する治療が必要な病態です．構築性側弯症には，脳性麻痺や脊髄空洞症（図 2）などの神経疾患を背景にした神経原性側弯症，筋ジストロフィーなどの筋疾患を原因とした筋原性側弯症，椎体の形成異常を原因とした先天性側弯症（図 3），そのほかマルファン症候群などの間葉系異常を原因とした側弯症，神経線維腫症を原因とした側弯症などがあります[6]．そのなかで，最も頻度が高いのは特発性側弯症で，全身に側弯症の原因となる疾患がない側弯症です．

NOTE ○○○○○○○○○○○○○○○○○○○○○○○○○○○○○○○○○

特発性とは？

　思春期特発性側弯症の「特発性」という言葉の意味は「原因が明らかではない」という意味です．ですから，もし原因が判明したら「特発性側弯症」という名前がなくなってしまうかもしれませんし，新しい治療法が生まれる可能性もあります．早くそのような時代が来てほしいものです．

📖 文献

1) Zhu Z, et al：Scoliotic posture as the initial symptom in adolescents with lumbar disc herniation：Its curve pattern and natural history after lumbar discectomy. BMC Musculoskelet Disord 12：216, 2011

2) Sheha ED, et al：Leg-length discrepancy, functional scoliosis, and low back pain. JBJS Rev 6：e6, 2018

3) Fisk JR, et al：Scoliosis, spondylolysis, and spondylolisthesis. Their relationship as reviewed in 539 patients. Spine (Phila Pa 1976) 3：234-245, 1978

4) Hong JY, et al：Correlations of adolescent idiopathic scoliosis and pectus excavatum. J Pediatr Orthop 31：870-874, 2011

5) Chung JH, et al：Scoliosis after pectus excavatum correction：Does it improve or worsen? Eur J Cardiothorac Surg Cardio：52：76-82, 2017

6) Winter RB：Spine deformity in children：Current concepts of diagnosis and treatment. Pediatr Ann 5：95-112, 1976

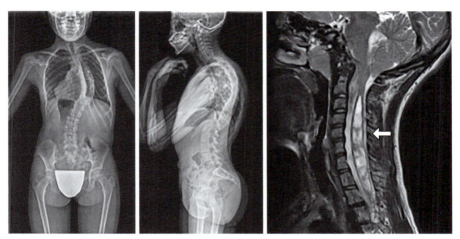

図2 脊髄空洞症
矢印は空洞箇所.

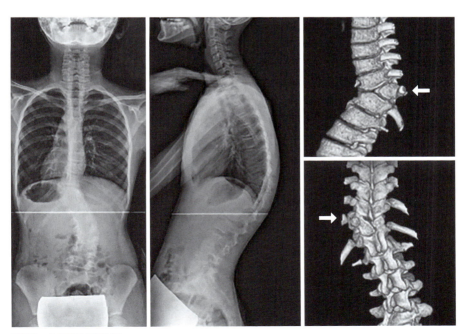

図3 先天性側弯症
矢印は椎体形成異常.

Q2 側弯症に種類はあるの？

1. 側弯症 【病　態】

側弯症の患者ってどのくらいいるの？

思春期側弯症（側弯症）の発生率

　思春期側弯症（側弯症）の発生率は，東京都での25万人の学生を対象にした側弯症検診の結果から[1]，コブ角10°以上の有病率は0.87％，20°以上は0.31％と報告されています（コブ角は1-Q7 [p.19] を参照）．

　詳細は，コブ角10°以上の有病率は，女子では11～12歳で0.78％，13～14歳で2.51％です．男子では11～12歳が0.04％，13～14歳で0.25％ですので，男女比は全体で1：11であり，圧倒的に女子に多いです．

　世界ではどうでしょうか．シンガポールでは側弯症検診結果から，コブ角10°の側弯の有病率は11～12歳では女子1.37％，男子0.21％，13～14歳では女子2.22％，男子0.66％で，同様に女子が圧倒的に多かったと報告されています[2]．トルコで行われた調査では10～15歳児におけるコブ角10°以上の側弯症の有病率は2.3％で，女子は3.1％，男子は1.5％でした[3]．さらにブラジル・サンパウロ州で10～14歳の2,562人の子どもを対象にした調査でも同様の結果でした[4]．以上から，わが国や海外での発生率はおおむね同じであり，有病率に地域差が少ないと考えられてきました．

側弯症は増加している？

　一方で，近年，側弯症発生の頻度が増加しているとの報告もあります[5]．韓国での側弯症検診の結果では，全体の有病率が3.3％（女子4.7％，男子2.0％），10～12歳の女子の有病率が最も高く5.6％であり，他国と比較して高率でした．さらに有病率は2000～2008年の間に1.7～6.2％まで漸増していました[5]．中国広東省で行われた10～14歳の子どもを対象にした側弯症検診の結果では，有病率は5.14％で，14～15歳の女子では13.8％と明らかに他の報告と比較して高率でした[6]．さらに平均標高4,500mの高原に住むチベット民族9,856人を対象とした調査では，有病率は3.7％であり，女子では5.4％，男子では2.1％と高率で[7]，4,500m以上の地域の有病率は5.6％であり，それ以下の標高の地域の有病率（3.5％）より有意に高率でした．

基本的に女子が男子より発生率が高い，ということでコンセンサスが得られていますが，年代，地域によって発生率が変化する可能性が最近の研究結果から示唆されています．今後の動向に注目したいです．

NOTE ○

男女差の理由

　思春期特発性側弯症は女子が男子と比較して5～10倍発生します．性差の原因のひとつとして，遺伝的要因が考えられています．子宮で強く発現している*BNC2*という疾患感受性遺伝子[8]，精巣に最も強く発現している*MIR4300HG*という進行関連遺伝子[9]は性差の原因となっている可能性があります．そのほか，性ホルモンも側弯症発生に関与していると考えられ，性差の原因となっていると考えられています．

📖 文献

1) Ueno M, et al：A 5-year epidemiological study on the prevalence rate of idiopathic scoliosis in Tokyo：School screening of more than 250,000 children. J Orthop Sci 16：1-6, 2011

2) Wong HK, et al：Idiopathic scoliosis in Singapore schoolchildren：A prevalence study 15 years into the screening program. Spine (Phila Pa 1976) 30：1188-1196, 2005

3) Yilmaz H, et al：Prevalence of adolescent idiopathic scoliosis in Turkey：An epidemiological study. Spine J 20：947-955, 2020

4) Penha PJ, et al：Prevalence of adolescent idiopathic scoliosis in the State of São Paulo, Brazil. Spine (Phila Pa 1976) 43：1710-1718, 2018

5) Suh SW, et al：Idiopathic scoliosis in Korean schoolchildren：A prospective screening study of over 1 million children. Eur Spine J 20：1087-1094, 2011

6) Hengwei F, et al：Prevalence of idiopathic scoliosis in Chinese schoolchildren：A large, population-based study. Spine (Phila Pa 1976) 41：259-264, 2016

7) Zhou L, et al：Scoliosis among children in Qinghai-Tibetan Plateau of China：A cross-sectional epidemiological study. Front Public Health 10：983095, 2022

8) Ogura Y, et al：A functional SNP in BNC2 is associated with adolescent idiopathic scoliosis. Am J Hum Genet 97：337-342, 2015

9) Ogura Y, et al：A functional variant in MIR4300HG, the host gene of microRNA MIR4300 is associated with progression of adolescent idiopathic scoliosis. Hum Mol Genet 26：4086-4092, 2017

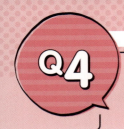

1. 側弯症 【病　態】

Q4 側弯症ってなぜ起こるの？

　思春期特発性側弯症の「特発性」という言葉の意味は「原因が明らかではない」という意味です．ですから，まだその原因は特定されていません．しかし，少しずつですが，さまざまな研究によりその原因の一端が見えてきています．

遺伝的因子

　遺伝子とは体の設計図やプログラムで，体質や病気のなりやすさなどに影響を与えます．側弯症の発症に遺伝子が関係しているかについては50年以上前から議論されてきましたが，家系研究[1]と双子の研究結果[2]より，側弯症に遺伝子が関係していることが証明されました．そして今までさまざまな方法を用いて，側弯症に関係する遺伝子の研究が行われてきました．

　大きなブレイクスルーは2011年，ヒトの神経や筋肉の発生をコントロールしている*LBX1*という側弯症の発症に関係する遺伝子が，Takahashiらの日本人のグループによって，世界で初めて，全ゲノム相関解析（genome-wide association study：GWAS）という方法を用いて発見されました[3]．この遺伝子はアメリカ人や中国人でも側弯症の発症に関係があることがわかっています．遺伝子は人種によって少しずつ特徴があるので，日本人で原因と考えられた遺伝子が，他の人種では原因にならない場合もあります．しかし，この*LBX1*は人種を超えた遺伝子であることが証明されました．その後，2019年までに20個の側弯症に関係する遺伝子が発見されました[4]．さらに今までの遺伝子研究の結果を利用して，側弯症の発生や進行を予測する方法が発明されました（ポリジェニックリスクスコア）[5]．まだまだ精度の問題で診療には使うことはできませんが，近い将来，皆さんにも利用できる診断キットができるかもしれません．

環境的因子（生活習慣，食生活）

　最近の研究では，遺伝子は側弯症の原因の38％で，62％は環境的な原因，すなわち生活環境，生活習慣や食事，そして胎内環境が影響していると考えられています．

- **生活習慣と側弯症**

　生活習慣に関しては，かばんの重さ，かばんのタイプ（肩掛け，リュック，手提げ），勉強する姿勢などの生活習慣などが側弯の発症や進行に関連しているのでは，と心配されます．そこで約2,800名の中学生女子を対象とした生活習慣や食事に関するアンケート調査を行いました[6]．その結果，側弯症と側弯症でない子どもとの間に，かばんの持ち方・その重量，食事内容，睡眠時間・姿勢，勉強時間・姿勢などの生活習慣や食事内容に差がないことがわかりました．

- **スポーツと側弯症**

　スポーツ経験では，クラシックバレエの経験がある女子はない女子と比較して，側弯症の発生が1.3倍でした．ただしバレエをしていたために側弯症になったのか，側弯症になりやすいやせ型の女子がバレエを続けていたのかわかっておらず，今後，さらなる研究が必要と考えられています．ただ，クラシックバレエを行っている子どもも，やせ形の子どもは背中の状態に注意する必要があると思います．

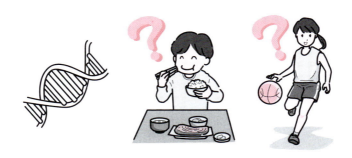

• やせ型と側弯症

一方，やせ型の子どもに側弯症が明らかに多く見られました．最近の遺伝子を用いた研究でも，やせ形の子どもは側弯症になりやすいという研究結果も出ています[7]．母親が側弯症である女子では 1.5 倍側弯症が多かったのですが，これは側弯症に遺伝的要素が関与していることを裏付けています．

• 骨の強さと側弯症

近年，骨の強さと側弯症の発生が関連しているとの報告がありますが[8]，カルシウム摂取を含めた食生活と側弯症の予防効果はまだ証明されていません．日常生活については心配不要で通常どおりでよいこと，そしてバランスの良い食生活を送ることをお勧めしています．

📖 文献

1) Riseborough EJ, et al：A genetic survey of idiopathic scoliosis in Boston, Massachusetts. J Bone Joint Surg Am 55：974-982, 1973
2) Kesling KL, et al：Scoliosis in twins. A meta-analysis of the literature and report of six cases. Spine (Phila Pa 1976) 22：2009-2014；discussion 15, 1997
3) Takahashi Y, et al：A genome-wide association study identifies common variants near LBX1 associated with adolescent idiopathic scoliosis. Nat Genet 43：1237-1240, 2011
4) Kou I, et al：Genome-wide association study identifies 14 previously unreported susceptibility loci for adolescent idiopathic scoliosis in Japanese. Nat Commun 10：3685, 2019
5) Otomo N, et al：Polygenic risk score of adolescent idiopathic scoliosis for potential clinical use. J Bone Miner Res 36：1481-1491, 2021
6) Watanabe K, et al：Physical activities and lifestyle factors related to adolescent idiopathic scoliosis. J Bone Joint Surg Am 99：284-294, 2017
7) Otomo N, et al：Evidence of causality of low body mass index on risk of adolescent idiopathic scoliosis：A Mendelian randomization study. Front Endocrinol 14：1089414, 2023
8) Asakura K, et al：Dietary habits had no relationship with adolescent idiopathic scoliosis：Analysis utilizing quantitative data about dietary intakes. Nutrients 11：2327, 2019

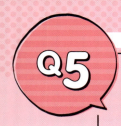

1. 側弯症 【病　態】

Q5 側弯症っていつ発生するの？

　側弯症は乳幼児から高齢者まで，すべての世代で発症する可能性があります．
　思春期の側弯症は成長によって進行します．そのため，成長が終わったら軽度の側弯症は基本的に進行しません．しかし，骨成熟時に40〜50°を超えるような側弯症は，成人期にも進行する可能性があります[1]．

好発年齢

　側弯症になりやすい時期（好発年齢）があります．第二次性徴期といって，身長が急に伸び始めたり，大人の体に変化したりする時期で，背骨が曲がりやすくなります（図1）．一般的には女子で小学校4〜中学1年頃，男子だと小学6〜中学3年頃です．この時期には，特に側弯症の発生と進行に気をつけなければなりません．

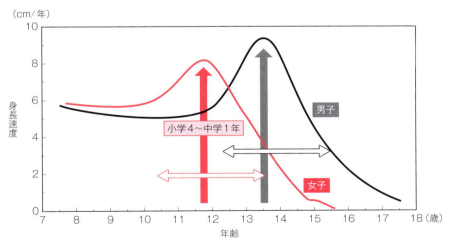

図1　成長速度

リッサーサイン

　成長するタイミングを単純 X 線画像で評価する方法として，リッサーサインがよく使われています[2]（図 2）．リッサー 0〜3 までが側弯症が進行しやすいと考えられていますが，リッサー 4 でも進行する場合があります．特に男子ではリッサー 4 でも進行する可能性が高いと報告されていますので，注意が必要です．

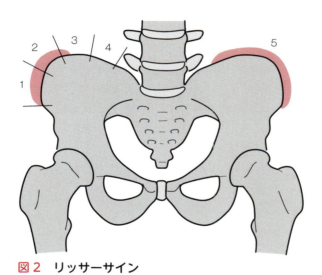

図 2　リッサーサイン

もっと専門的に成長のピークを知りたい場合は，手の単純X線画像で評価する方法（Sanders staging）もありますので[3]（図3），興味のある方は調べてみてください．

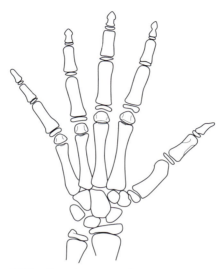

図3 Sanders staging

> **NOTE**
>
> **男子に見られた場合の注意点**
>
> 　男子の装具治療の治療成績は，女子より明らかに不良です[4]．その原因は，男子ではカーブの可撓性が低い，コンプライアンスが悪いなどが原因と考えられています．男子の中学生や高校生は，あまり真剣に装具を着けてくれない場合が多いです．さらに男子では，リッサー4以降の骨成熟後期においても進行する可能性が高いと考えられていますので，しっかりと骨成熟まで経過観察をするといいでしょう．一方で，手術に関しては男性の治療成績は，過去には女子より不良とされてきましたが，近年は同等であると考えられています[5]．

Q5　側弯症っていつ発生するの？　15

📖 文献

1) Weinstein SL, et al：Curve progression in idiopathic scoliosis. J Bone Joint Surg Am 65：447-455, 1983
2) Risser JC：The classic：The iliac apophysis：An invaluable sign in the management of scoliosis. 1958. Clin Orthop Relat Res 468：643-653, 2010
3) Sanders JO, et al：Predicting scoliosis progression from skeletal maturity：A simplified classification during adolescence. J Bone Joint Surg Am 90：540-553, 2008
4) Karol LA：Effectiveness of bracing in male patients with idiopathic scoliosis. Spine（Phila Pa 1976）26：2001-2005, 2001
5) Helenius I, et al：Does gender affect outcome of surgery in adolescent idiopathic scoliosis？ Spine（Phila Pa 1976）30：462-467, 2005

1. 側弯症 【病 態】

側弯症になるとどうなるの？

側弯症の症状

　側弯症が重症になると，四つの問題が生じると言われています．呼吸機能の低下，運動機能の低下，痛み，そして整容的な問題です．

- **(1) 呼吸機能の低下**[1]：胸の背骨（胸椎）が曲がってくると，それに伴って肺が入っている胸郭（肋骨）が潰れてきます．その結果，肺が圧迫されて呼吸機能が低下していきます．コブ角80°で20～30％低下し，100°以上だと50％以下になると報告されています．
- **(2) 運動機能の低下**[2]：背骨が曲がると俊敏性や持久力が低下すると言われています．特に持久力の低下は前述した呼吸機能の低下にも関係があると思われます．
- **(3) 痛み**[3]：胸の背骨（胸椎）が曲がると，片方の背中が出っ張ってきて，そこの部分に負担がかかり，だるさや重さ，痛みを感じることがあります．腰の背骨（腰椎）が曲がると，同様に片方の腰が出っ張ってきて，胸椎と同様な症状が出ることがあります．特に腰は日常生活でよく使う部分なので，大人になると老化が早まり，側弯も進行しやすいと報告されています[4]．
- **(4) 整容的な問題**[5]：背骨が曲がると，それに伴って体の表面が変形します．重症になればなるほど，その変形は目立ってきます．そのため，容姿が気になって対人関係が消極的になるなどの精神的な問題も起きると言われています．

　これらは側弯症に特徴的な症状です．しかし，注意しなければならないのは，これらは重症例の症状であって，初期の段階ではこれらの症状はほとんど現れませんし，大部分の周りの人たちは気づきません．症状が出たり外見の変化が明らかになったりして側弯症が見つかった場合，すでに手術をしなければならない状態になっていることもまれではありません．そのため側弯症の早期発見を目的に小中学校では側弯症検診が毎年行われています．

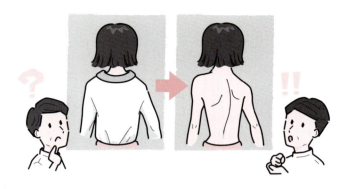

NOTE

側弯症は痛いの？

　新潟県の小中学生を対象とした研究では，側弯症になると2.3倍腰痛になりやすい，という結果が出ています[3]．手術を受けるような重度の側弯症では最大78％の患者さんで腰背部痛を訴えています[6]．しかしそのほとんどは，軽度から中等度の痛みです．一方で腰椎椎間板ヘルニアによる痛みは重度なものが多いのが特徴です．「授業で座っていられない」「体育に参加できない」などの強い腰痛を患者さんが訴える場合は，一度，腰椎椎間板ヘルニアを疑って腰のMRIを撮ってみるといいでしょう．通常の側弯ではここまで強い痛みは出ません．

文献

1) Weinstein SL, et al：Idiopathic scoliosis：Long-term follow-up and prognosis in untreated patients. J Bone Joint Surg Am 63：702-712, 1981
2) 加藤木丈英，ほか：思春期特発性側弯症手術前後の運動能力の解析．J Spine Res 7：940-943, 2016
3) Sato T, et al：Back pain in adolescents with idiopathic scoliosis：Epidemiological study for 43,630 pupils in Niigata City, Japan. Eur Spine J 20：274-279, 2011
4) Ohashi M, et al：Impact of the flexibility of the spinal deformity on low back pain and disc degeneration in adult patients nonoperatively treated for adolescent idiopathic scoliosis with thoracolumbar or lumbar curves. Spine Deform 10：133-140, 2022
5) Tones M, et al：A review of quality of life and psychosocial issues in scoliosis. Spine (Phila Pa 1976) 31：3027-3038, 2006
6) Landman Z, et al：Prevalence and predictors of pain in surgical treatment of adolescent idiopathic scoliosis. Spine (Phila Pa 1976) 36：825-829, 2011

1. 側弯症 【診　断】

Q7 どうやって診断するの？

側弯症は単純X線を撮影して判定します[1]．側弯症の大きさはコブ角で表し，コブ角10°以上が側弯症と判定されます．コブ角の測り方は，カーブの一番上の椎体（一つの背骨）と一番下の椎体から引いた直線からできる角度です（図1）．

後述しますが，側弯症の治療はコブ角を基準に判断される場合が多いので，正確なコブ角の測定が重要です．側弯症だけでなく後弯症や分離症を合併している場合があるので[2]，初回は側面の単純X線撮影も必要です．できれば単純X線は頚椎から骨盤まで含まれる立位脊柱全長単純X線を撮影してください．

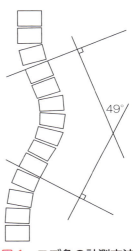

図1　コブ角の計測方法

> **NOTE** ○○○○○○○○○○○○○○○○○○○○○○○○○
>
> **側弯症の単純X線画像は後ろから**
>
> 　通常の単純X線画像は正面から見ますよね．でも，側弯症は後ろから見た単純X線画像を使用します．ちょうど，背中から患者さんを眺めた感じです．はっきりとした理由は筆者にもわかりませんが，患者さんを背中から診察したり，手術をしたりするのに後ろからの単純X線画像のほうがイメージがつきやすいですね．ちなみに側面の単純X線画像は左が前，右が後ろになります．

📖 文献

1) Cobb J：American Academy of Orthopaedic Surgeons Instructional Course Lectures 5. Walter PB, et al eds, Literary Licensing, LLC, Ann Arbor, 261-275, 1948
2) Fisk JR, et al：Scoliosis, spondylolysis, and spondylolisthesis. Their relationship as reviewed in 539 patients. Spine (Phila Pa 1976) 3：234-245, 1978

1. 側弯症 【診 断】

学校検診って意味あるの？

　側弯症は重度に進行すると，健康に大きな悪影響が生じる可能性があります（1-Q6 [p.17] 参照）．しかし，初期の段階では体表変形は目立たず，自覚症状もほとんどないため，周りの人たちだけでなく，本人も気づきません．外見の変化が明らかになり自覚症状が出る頃には，側弯症は手術が必要なくらい重度に進行している場合が多いです．そのため，治療のタイミングを逃さないためにも早期発見が大切です．

　わが国では学校保健安全法により入学時や毎年の健康診断の時に，脊柱の異常（側弯症）の検診が義務づけられています．その検診方法は，特徴的な体形（図1）の発見や前屈テスト（図2）などの簡単な方法が広く普及しています．学校検診で側弯症が疑われた場合，病院を受診して単純X線を撮影して，側弯症かどうか判定します．

側弯症に特徴的な体形（図1）

　側弯症になると背骨が曲がり，それに伴って体の形が変わっていきます．

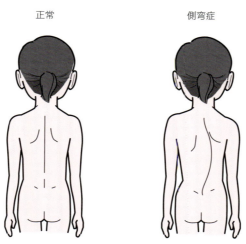

図1　側弯症に特徴的な体の形

側弯症に特徴的な体の形は，
　①左右の肩の高さに差がある，肩が傾いている
　②ウエストラインの高さが左右で差がある
　③片方の背中や腰が盛り上がっている
などです．
　これらの特徴があった場合，側弯症を疑います．しかし，変化が小さい場合は見つけることができないこともあります．

前屈テスト（図2）
　腕を地面に向けて垂らして，体を水平になるまで前に倒して，背中や腰の出っ張りを見つける方法です．

　この方法でも，注意して見ないと見落とす場合もありますし，出っ張りがあっても側弯症でない場合もあります．側弯症の疑いがあった場合，最終的に側弯症と判断するには単純X線撮影が必要です．
　2016年からは側弯症以外にも手や足の異常などもしっかりと検診するために，運動器検診が開始されました．調査票はご家庭で記載する形式になっています．前述（体の特徴の確認，前屈テスト）の二つの方法は非常に簡便でご家庭でも行うことができますので，ぜひ，試してみてください．ただ，前述したように精度は決して高く

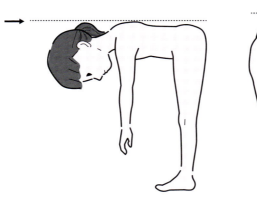

図2　前屈テスト

ないので，心配があったら，ぜひ，お近くの整形外科を受診してみてください．

精度の高い側弯症検診を行うため，専用の器械を用いて検診を行っている地域もあります．

モアレ検診

前述した二つの方法（体の特徴の確認，前屈テスト）は行う人によって評価が異なる可能性が高く，さらに腰椎カーブでは軽微な変化を見つけることができない場合もあります[1]．そのため，より客観的で高精度な方法としてモアレ法を採用している地域もあります．

モアレ法とは地図の等高線のように体の形がより明確に表示される方法で（図3），左右の高さの違いをより客観的に判定することができます．最近では，多くの側弯症検診機器が販売されるようになっており，今後は人工知能などのテクノロジーを駆使して，側弯症検診の精度が向上していくことが期待されています．

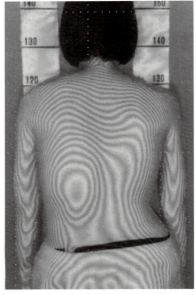

図3 モアレ法

文献

1) Karachalios T, et al：Ten-year follow-up evaluation of a school screening program for scoliosis. Is the forward-bending test an accurate diagnostic criterion for the screening of scoliosis? Spine（Phila Pa 1976）24：2318-2324, 1999

NOTE

学校検診での脱衣について

　学校検診で脱衣が必要かどうか，最近はさまざまなメディアでこの話題が取り上げることが多くなりました．医師の立場からは，側弯症を早期に発見するには背中を見せてもらう必要があります，というのが現時点での意見です．側弯症が軽度のうちは自覚症状はほぼないため，検診では軽微な体形の変化を見つけなければなりません．そのため服を着たままだと，正確性が落ちる可能性が非常に高いです．もちろん，お友達の前で体を見せることに抵抗がある子どもも多いと思います．その点に関しては，ぜひ，プライバシーを守れる形で検診ができるように，学校の先生と相談するとよいでしょう．今後，さまざまなテクノロジーが発展し脱衣が必要なくなる可能性もあります．その解決策は人工知能かもしれませんし，遺伝子を用いた診断キットかもしれません．しかし現状では困難ですので，やはりプライバシーを守って，背中だけでも見える形で側弯症検診を継続していただきたいと思っています．

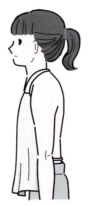

脱衣の工夫として，前掛けやエプロンのようなものをつけて側弯検診をやっている地域もある．

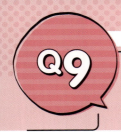

1. 側弯症 【診　断】

Q9 どんな検査をするの？

　Q7（p.19）で記載したように，側弯症の診断には単純X線は必須です．それ以外にもMRI，CTなどの画像検査があります．

MRI

　MRI検査は，磁石の原理を用いた画像検査です．単純X線は骨だけしか写すことができませんが，MRIでは骨だけでなく，神経や筋肉，椎間板も写すことができます．

　側弯症の原因のひとつに神経の異常があります．腹壁反射に異常があった場合は強く脊髄空洞症が疑われますので[1]（図1），ぜひ，頚椎MRIを撮影してみてください．ちなみに側弯症の0.6〜12.0％に空洞症が合併すると報告されています[2]．

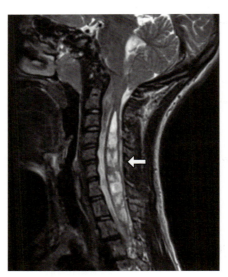

図1　脊髄空洞症
C2から尾側の脊髄内に空洞が生じている（矢印）．

強い腰痛がある場合は腰椎椎間板ヘルニアがある場合があります[3]．腰椎 MRI で確認してみてください．

　神経線維腫症の場合は脊髄腫瘍があったり，胸腔や腹腔内に腫瘍が進展していたりしますので，MRI で全身の精査が必須です．

　また，発生率が女子より大幅に低い男子の側弯症や椎体奇形などがある場合は，一度，MRI 検査をしてみてください．

NOTE

腹壁反射とは？

　腹壁反射とは，腹部の皮膚に軽い刺激を与えた時に起こる，腹部の筋肉が反射的に収縮する現象です．

　患者さんに仰向けにおへそを出して寝てもらい，おへその高さで外から内へ，少し尖った先端のもので皮膚を軽くなぞり，その刺激に対する腹壁の筋肉の反応を観察します．筆者は診察室にあるクリップを真っ直ぐに伸ばして，使用することが多いです．正常な場合，左右対称に筋肉が収縮します．収縮が非対称であったり消失したりする場合は，脊髄の異常を疑います．側弯症で一番多いのが脊髄空洞症です．腹壁反射の特異度は 90〜97% で[1]，非常に有効で簡単な検査です．ぜひ，初診時には行う習慣をつけるとよいと思います．

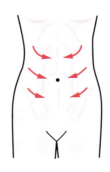

CT

　単純X線画像で椎体の形成異常が疑われた場合，CT画像による形態の評価が必要です．椎体の変形に加え，椎弓の変形もあり，多くのパターンがあります[4]．それらの正確な評価のためには可能な限り三次元CT（3DCT）画像（図2）に再構築することが必要です．

　ただ，先天性側弯症の治療は非常に専門性が高いので，診断がついた場合，もしくは疑われた場合は，早めに専門医に紹介するといいと思います．

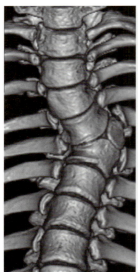
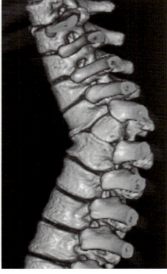

図2　椎体の形成異常のCT（3DCT）画像

文献

1) Fujimori T, et al：The utility of superficial abdominal reflex in the initial diagnosis of scoliosis：A retrospective review of clinical characteristics of scoliosis with syringomyelia. Scoliosis 5：17, 2010
2) Tully PA, et al：Should all paediatric patients with presumed idiopathic scoliosis undergo MRI screening for neuro-axial disease? Child's Nervous Syst 34：2173-2178, 2018
3) Zhu Z, et al：Scoliotic posture as the initial symptom in adolescents with lumbar disc herniation：Its curve pattern and natural history after lumbar discectomy. BMC Musculoskelet Disord 12：216, 2011
4) Kawakami N, et al：Classification of congenital scoliosis and kyphosis：A new approach to the three-dimensional classification for progressive vertebral anomalies requiring operative treatment. Spine (Phila Pa 1976) 34：1756-1765, 2009

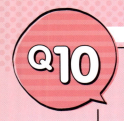

1. 側弯症 【診 断】

Q10 どうやって今後進行するかどうか見分けているの？

　現状では，側弯症の進行を正確に予測することは困難です．

　しかし，今までの研究結果からは，発見時に年齢が若いこと，体の成長が未熟なこと，そして発見時にコブ角が大きいことが進行の危険因子と言われています[1]．疾患の性質を考えれば，当然といえばそのとおりですが．

　ざっくりとですが，年齢と発見時のコブ角で進行の可能性が表1のように示されていますので，参考にしてください．

　近年ではAIを使って進行を予測しようとしたりする試みもありますが，臨床応用するには精度はまだまだ不十分です．遺伝子の検査でも側弯になりやすいか，進行しやすいかをある程度は予測することができるようになっています[2]．しかし，これも同様に臨床応用するには精度が足りません．

　そのため，現在は定期的に単純X線を撮影して，進行の有無を確認しています（経過観察）．

表1　年齢とコブ角による進行の可能性

コブ角	診断時の年齢		
度	10〜12歳	13〜15歳	16歳
<19	25%	10%	0%
20〜29	60%	40%	10%
30〜39	90%	70%	30%
>40	100%	90%	70%

文献

1) Nachemson AL, et al：Report of the Prevalence and Natural History Committee. Scoliosis Research Society, 1982
2) Otomo N, et al：Polygenic risk score of adolescent idiopathic scoliosis for potential clinical use. J Bone Miner Res 36：1481-1491, 2021

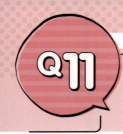

1. 側弯症 【治　療】

Q11 どうやって治すの？

　側弯症の治療は大きく，1．経過観察，2．装具治療，理学療法，3．手術，に分けられます．

　簡単な治療の目安として，コブ角が使用されます（図1）．

(1) **コブ角が 20°未満の場合**：経過観察になる場合が多いです．
(2) **20°を超えて体が成長している最中の場合**：装具治療が検討されます．
(3) **40°を超える場合**：コブ角が 40°を超えると，骨成熟後も変形は進行すると報告されています．そのため手術が検討されます．現在のところ，わが国での側弯症に対する手術は矯正固定術です．矯正はされますが，その部分は固定されてしまいます．手術をするメリット，デメリットを十分に検討して，手術をするかしないかを判断する必要があります．

　ただし，これは絶対的な基準ではなく，年齢，骨成熟の程度，身長の伸び，そしてカーブの場所なども治療方針に加味されます．

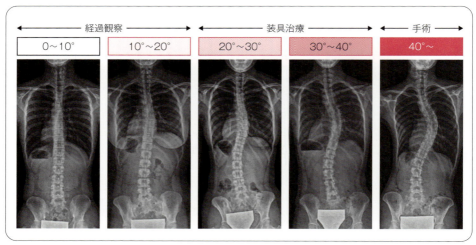

図 1　コブ角と治療の目安

1. 側弯症 【治療】

Q12 装具ってどんな時に必要なの？

経過観察

　発見された側弯症を放置すると，必ずしも重度な側弯症に進行するわけではありません．側弯の進行には個人差があります．多くの側弯症が少しだけ悪化してそれ以上は悪化しません．一方で，手術が必要になるまで進行する場合もあります．そのため，定期的に単純X線を撮影して，進行があるかないかをチェックします．これを経過観察と言います．側弯症が進行するのは身長が伸びる時期なので，特に小学校低学年で見つかった側弯は進行しやすい可能性があるため，要注意です．

経過観察の目安

　具体的には，側弯症が見つかったら，4〜6ヵ月ごとに単純X線を用いて変形の悪化の有無と程度を評価します．対象はコブ角15°未満の軽度の側弯症です．リッサー4以上なら，進行の可能性は非常に低いと考えてよいでしょう．経過観察でコブ角が15°を超えてくるようなら装具治療を検討してください．初診時リッサー4以上で25°未満であれば経過観察でいいと思いますが，25°以上の場合はリッサー4以上でも装具治療を検討してもいいと思います（図1）．

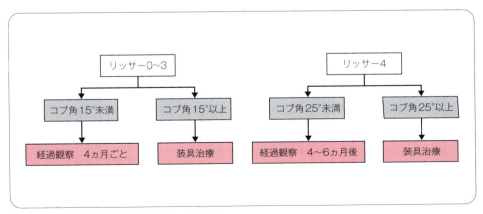

図1　経過観察の目安

> **NOTE** ○○○○○○○○○○○○○○○○○○○○○○○○○○○○
>
> **装具治療を開始するタイミングは？**
> 　装具治療を開始する角度には明らかなコンセンサスがありません．もちろん，骨成熟前（リッサー4以下）であることが大前提です．コブ角が10°で始めるのは早すぎますが，15°以上であり，リッサー4未満であったら装具治療を始めてもよいと思っています．以前は20°ぐらいが適切かと考えていましたが，15°でも進行する症例を経験したり，成人した時に1°でも側弯が小さいほうが将来的に有利だと考えるようになったからです．
>
>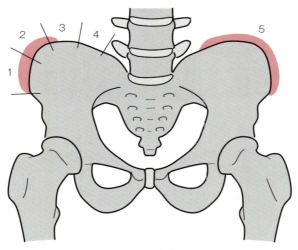
>
> リッサーサイン

1. 側弯症 【治療】

Q13 装具ってどういうものなの？

装具治療

　骨が未成熟で（リッサー4以下），コブ角が15〜20°で，装具治療が検討されます．

　装具治療では，プラスチック製の矯正装具（図1）を，成長期の間，児童に着けてもらいます．装具治療の目標は進行の予防（これ以上悪化させない），もしくは進行を遅らせる（悪化したとしてもその速度をなるべく遅くする）ことです．

　身長の伸びが大きい時期は（リッサー0〜3），できるだけ多くの時間（1日18時間以上）装具を着けたほうが，治療効果が上がります（図2）．ただし一生懸命装具治療を行っても，

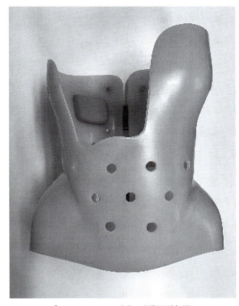

図1　プラスチック製の矯正装具

背骨の曲がる力を抑え込めない場合もあります．身長の伸びが低下してきたら，装具の装着時間を減らしていきます．そして装具治療は身長が伸びなくなるまで行います．

　以前は装具治療の効果を疑問視する声がありました．しかし2013年にNew England Journal of Medicineで発表された側弯症の装具治療に関する無作為化比較試験（無作為に装具あり，装具なしの治療を割り付けてその効果を検証する研究）が発表され，装具治療を行った群は装具治療を行わなかった群と比較して4倍手術になりにくかった，という結果でした[1]．この研究は無作為化比較試験であったため非常にエビデンスレベルが高いと評価されています．

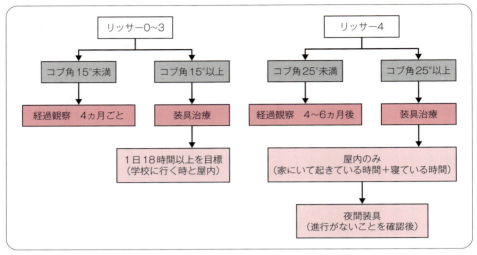

図2　装具治療の目安

> **NOTE**
>
> **装具のコンプライアンス**
>
> 　装具治療の成功のポイントは，コブ角が小さなうちに（15°ぐらい）開始し，しっかりと装具を着けてもらうことです．装具にはさまざまなタイプがありますが，基本的な矯正理論は同じです．しかし，着け心地が悪い装具ではコンプライアンスが下がってしまいますので，作り慣れている装具士に矯正装具を作ってもらいましょう．小学生の時は学校でも装具を着けていてくれますが，中学に入ると人の目を気にするためか，コンプライアンスが低下します．季節も問題です．ご存知のように日本の暑い夏もコンプライアンスが低下する原因です．

　この後，手術について説明しますが，装具治療をすることによって明らかに手術に至る子どもを減らすことができるわけですから，早期に側弯症を発見して，進行性の場合は早期に装具治療を行うことが，きわめて重要なことだとおわかりいただけると思います．

装具治療を止めるタイミングは非常に難しいです．漸減が原則です．最低限の条件はリッサー4以上であること，身長の伸びが半年で1cm以下であること，そして，コブ角が進行していないことです（図2）．なかには，骨成熟後も進行する症例があります．リッサー4まではうまくコントロールできていたのに，装具を外したとたんに進み出して，その後も側弯症が進行し続ける場合があります．理由は筆者にはわかりませんが．ただ，一生懸命に装具治療をやっていた患者さんが装具治療を止めた場合，前述の条件を満たしていたとしても進行する時があります．

NOTE

脊柱側弯症矯正のための装具治療の歴史[2]

　紀元前400年頃，ヒポクラテスは曲がった背骨を引っ張ったり押したりして矯正するためのベンチや梯子を作りましたしました．

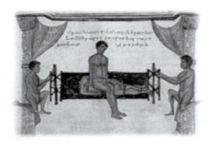
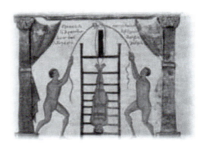
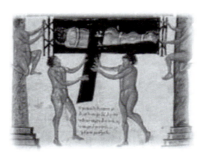

（文献2より）

Q13　装具ってどういうものなの？

16世紀にアンブロワーズ・パレは金属コルセットを作りました．これは装具で側弯症を矯正しようとする最初の試みのひとつです．

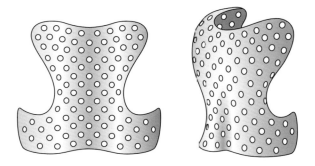

19世紀にアメリカの整形外科医であるルイス・セイヤーは，脊柱変形を矯正するために石膏でできたギプスを普及させました．

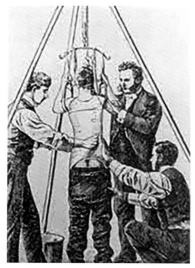

（文献2）より）

20世紀になるとミルウォーキーブレース（1940年代）がウォルター・ブラント博士とアルバート・シュミット博士によって開発されました．これは最初の現代的な側弯症装具です．

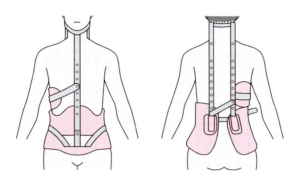

　現代，もっとも使用されているボストンブレースは1970年代に開発されました．首に装具がかからないため，使用しやすくなりました．

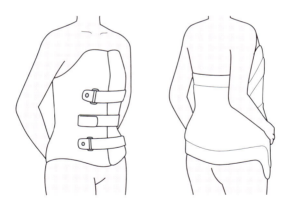

文献

1) Weinstein SL, et al：Effects of bracing in adolescents with idiopathic scoliosis. N Engl J Med 369：1512-1521, 2013
2) Andrew S.：Treatment of Scoliosis a History. Strass Scoliosis Correction. https://www.hudsonvalleyscoliosis.com/what-is-scoliosis/history/（2024年9月閲覧）

1. 側弯症 【治　療】

Q14 運動療法とは？治るの？

側弯症に対する運動療法

　欧州では運動療法が側弯症のひとつの治療法として地位を確立しています．一方で，わが国の医療機関で運動療法を取り入れているところは依然少ないです．

　わが国の医療機関で導入が遅れている理由として以下のことがあると考えています．まず運動療法には多くの方法があって，まだそれらが体系立っていないことです．ざっと筆者が PubMed で検索しただけで，以下のように多くの運動療法を見つけることができました．これらの方法にはいくつかの共通点があるのか，独自の理論や考え方はどこの部分なのか，整理が必要と感じています．

- **側弯症に特化した運動療法** (physiotherapeutic scoliosis specific exercises : PSSE)
  - Scientific exercise approach to scoliosis（イタリア）
  - Schroth method（ドイツ）
  - Barcelona scoliosis physical therapy（スペイン）
  - DoboMed（ポーランド）
  - Side shift（イギリス）
  - Functional individual therapy for scoliosis（ポーランド）
  - The Lyon approach（フランス）
  - Core stabilization exercises（オーストラリア）

　これらのなかには非常にシンプルな方法もありますが，習得に時間が必要な複雑な方法もあります．「私にしかできない方法」というのは保険医療には不向きです．そしてその効果がどの程度得られるか，限界があるのかないのか，不明確なことが多いです．なかには効果が見込める方法もあるでしょう．一方で，科学的なエビデンスが乏しく，効果に対しても疑問が多い方法もあります．

> **NOTE**
>
> **運動療法をどのように治療に取り込むか**
>
> 　1-Q13「装具ってどういうものなの？」(p.31参照) に記載したように，装具治療に関しては非常に高いエビデンスがありますので，適応がある場合は，是非，積極的に行ってください．一方，運動療法の効果は，現状では大きくは期待できません．筆者としては，運動療法は装具治療を行う前のコブ角15°未満の側弯が良い適応だと思います．15°を超えて装具治療が必要になった場合，装具治療をしっかりと行ったうえで，運動療法を取り入れていくことをお勧めします．
>
>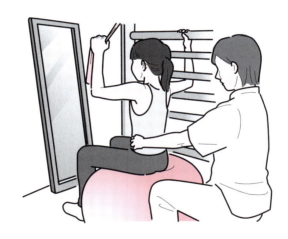

1. 側弯症 【治　療】

Q15 どういう時に手術が必要なの？

　適切に装具治療を行っても，側弯の進行を予防できない場合もあります．ある一定のコブ角を超えた場合，手術が必要と考えられています（コブ角は 1-Q7 [p.19] を参照）．

コブ角何度から手術が必要？

　重度の側弯（40°〜50°以上）へ進行した場合は，手術（矯正固定術）が必要になります．腰椎カーブの場合は 40°前後が手術のボーダーラインと考えます．胸椎カーブであれば 40〜50°です．さらに，その時の骨成熟度や進行の程度も含め，総合的に判断する必要があります．例えば，リッサー 0 でコブ角 40°の腰椎カーブの患者さんは，間違いなくその後は急速に進行するので早急な手術が必要です．リッサー 0 で 50°の胸椎カーブの患者さんも同様です．一方で，リッサー 4 で 40°の腰椎カーブや 50°の胸椎カーブは急速には進行しませんので，十分に手術のメリットとデメリットを患者さんと共有して，手術をするかどうかを時間をかけて決めればよいと思います．高校生の時に手術をしたくなくても，大学生になってしたくなる場合もあります．40°前後の腰椎カーブや 40〜50°の胸椎カーブは，色々考えたうえで手術をしない，というのはひとつの正解だと思っています．一方で，今後の進行や不安のことを考えて手術をする，というもの正解です．このぐらいの角度は，長期的にどちらが正解なのか，まだ議論がある領域だと思っています．今後のエビデンスの創出が必要ですし，それはわれわれ医療者の使命でもあります．

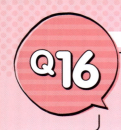

1. 側弯症 【治　療】

Q16 どんな手術をするの？

　側弯症に対する手術は「変形矯正固定術」です．すなわち側弯を矯正して，固定範囲に骨移植を行い，理想的な形で背骨を固める手術です．この手術によって，生涯にわたって手術した部位の側弯の進行と再発を予防することができます．

前方法？後方法？

　手技には前方法と後方法（図1）があり，前方法は主に腰椎カーブの側弯症に，後方法はすべてのタイプの側弯に適応されます．以前は腰椎カーブには前方法，という考えもありましたが，近年では多くの医師が腰椎カーブにも後方法を使っています．その理由は，脊椎疾患の多くの手術が後方から行いますので，医師は後方の手術に慣れていることが挙げられます．一方で前方の手術では，後方の手術では目に触れることのない臓器（肺，腸など）を見たり，操作しなければなりません．さらに以前は前方法のほうが矯正力が高いと考えられていましたが，現在は後方法の矯正力がインプラントの発展や矯正法の発展によって上がっています．同じ矯正が得られ，わずかな

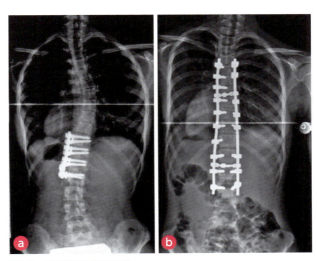

図1　変形矯正固定術
前方法（a）と後方法（b）．

違いであるなら，より慣れている後方法を選択するのは自然な流れでしょう．
　前方法が慣れている先生も多くいますので，その先生は前方法を選択するでしょうし，後方法が慣れている先生は後方法を選択します．厳密な意味で両方の方法を細かな点で比較すれば，それぞれ良い面と悪い面がありますが，平均すれば両方の成績は変わらないと思っています．

後方法

　今までさまざまな脊椎インプラントを用いて手術が行われてきました．最近の主流は，椎弓根スクリューを用いる手術です．椎弓根スクリューとは背骨の左右にある椎弓根という部位に設置するスクリューです（図2）．
　以下，胸椎カーブの具体的な手術方法を説明します．
　まず，背中から背骨にアプローチして背骨を露出します．そして，手術する範囲に椎弓根スクリューを設置します．そしてカーブの凹側にロッドを設置します．

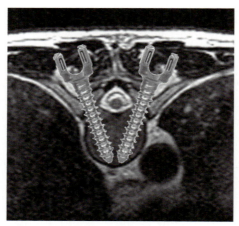

図2　スクリュー法（イメージ）

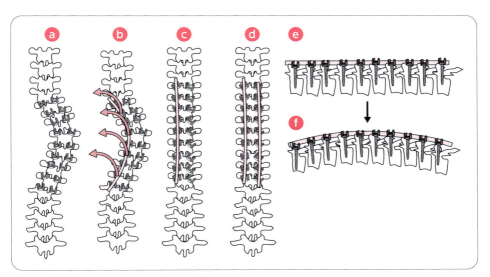

図3 椎弓根スクリューを用いた矯正方法
a〜d は背側から見た図．e, f は側面から見た図．a：椎弓根スクリューを手術する範囲に設置する．b, e：カーブの凹側にロッドを設置し，90°回旋する．c：側弯が矯正される．d：凸側にロッドを設置する．f：ロッドを 90°回旋することにより，胸椎の後弯が形成される．

　そしてそのロッドを 90°回旋することで側弯を矯正し，胸椎の後弯を形成します（図3）．矯正の方法はこれだけではありませんし，このほかにもさまざまな技術を併用しますが，この方法は最も一般的な矯正方法のひとつです．

　その後，骨移植を行って手術を行った部分を骨で固めます．以前は腸骨から移植骨を採取していましたが，近年は腸骨を採取しないで人工骨と局所骨（手術した場所の骨）を使っている脊椎外科医が多いと思います．傷は少しでも少ないほうがよいですよね．

　術後 3 ヵ月は体育への参加を控えてもらっていますが，日常生活は特に制限を設けていません．

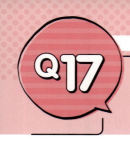

1. 側弯症 【治　療】

Q17 手術は怖いの？

　思春期の側弯症に対する手術は，合併症発生率は非常に低く，安全に行われていると考えていいでしょう．

手術による合併症の発生頻度

　日本側彎症学会の2017年の調査では，思春期特発性側弯症の合併症発生頻度は3.9％でした．先天性側弯症では7.0％，神経筋原側弯症では14.4％でした[1]．

　手術は絶対に安全というわけではありませんので，安易に考えてはいけません．思春期の側弯症でも，非常に低い頻度ではありますが，合併症が起こる可能性はゼロではありません．しかし，近年は医療の発展，そしてさまざまなテクノロジーの発展により，年々，安全性は向上しています．

気をつけるべき合併症

　合併症のなかで最も気をつけなければならないもののひとつが神経損傷です．思春期特発性側弯症の術後，知覚障害の発生率は1.1％，運動障害は0.3％でした．もうひとつの重大な合併症は創部感染です．早期の創部感染は0.5％，遅発性の創部感染は0.4％でした．そのほか，術中の大量出血は0.1％，肺炎0.4％，インプラント関連合併症0.9％でした．

　近年の医療の発展，予防法の発展によって思春期特発性側弯症の合併症の発生頻度は経年的に低下しています．われわれ医療者は，発生率0％を目指していきたいと日々，努力しています．

📖 文献

1) Sugawara R, et al：The complication trends of pediatric spinal deformity surgery in Japan-The Japanese Scoliosis Society Morbidity and Mortality survey from 2012 to 2017. J Orthop Sci 26：744-749, 2021

NOTE ○○○○○○○○○○○○○○○○○○○○○○○○○○○○○○○○○○

側弯症手術による神経障害

　神経損傷の原因はいくつかあります．まず椎弓根スクリューの設置により生じる神経損傷です．ご存知のように椎弓根の内側には脊髄や神経根が走行しています．そのため，スクリューが内側に外れることによって神経損傷が起きる可能性があります．そのため近年ではナビゲーションを用いて椎弓根スクリューを設置する施設が増えており，より安全な手術が行われるようになっています．それ以外にも，矯正することによって脊髄への負担が生じ，神経障害が生じる可能性もあります．危険因子として重度の変形であること（90°以上），後弯を伴うことが考えられています．そのため手術では必ず脊髄モニタリングを使用します．これにより神経障害の発生をオンタイムで検知し，何か間違いが起きた場合でもすぐに対応できます．特発性側弯症はさまざまな側弯症のなかでも最も神経関連の合併症が少ない病態ですが，骨切り術を併用した先天性側弯症の手術などは，それなりの確率で術中にモニタリング異常が発生することがあります．神経障害は起こらないほうがよい，というのは間違いありませんが，さらに大切なのは，即時にモニタリングで察知し，原因を特定し，それを解決する方法を考え，すぐに実行することです．

NOTE ○○○○○○○○○○○○○○○○○○○○○○○○○○○○○○○○○○

脊椎外科でのロボット手術

　近年，脊椎手術にもロボットが登場しました．ロボットといっても，ターミネーターみたいなロボットが，側弯症の手術をしてくれるわけではありません．ロボットアームが，椎弓根スクリューを設置する正しい位置に移動するだけです．その先は医師の手で行わなければなりません．ロボットで安全性が上がるか？に対しては，現状ではナビゲーションと同等ではないかと思っています．一方で機材の購入費，維持費などのコストは上がります．現状ではまだまだですが，今後のテクノロジーの発展を考えると，同分野はますます活性化することが予測されます．筆者はもし，展開後にちょっと休憩している間にロボットが椎弓根スクリューを入れておいてくれるなら使ってもいいかな（笑），と思っています．

Q17　手術は怖いの？

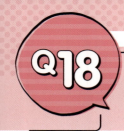

1. 側弯症 【予 後】

側弯症になったら将来どうなるの？

　思春期特発性側弯症の長期自然経過に関する情報元となっているのは，欧米からの報告です．その中でも現在の知識の基になっているのは，米国アイオワ大学から発表された縦断研究[1〜6]です．この一連の研究は，1950年に394例の未治療例を2年間，追跡調査したことから始まりました．その後，単純X線所見だけでなく，呼吸器症状，腰背部の痛み，職業，日常活動，結婚，出産，心理的側面，社会生活の評価などの詳細な検討が行われました．

生命予後

　側弯症の平均寿命をスウェーデン国民の平均寿命と比較した報告があります[7]．側弯症の死亡率は早期発症側弯症で有意に増加していましたが，思春期特発性側弯症の死亡率は国民平均値と同等でした．

　一方，重症度別では，コブ角が40〜70°の例では死亡率は国民平均値と同等でしたが，70°以上の重症例では有意に死亡率が増加していました．そのため思春期特発性側弯症でも重度側弯症だと生命予後は悪化する可能性があると考えられています．

成人後のカーブの進行

　思春期の側弯症は成長とともに悪化し，成長が止まると側弯の進行も止まると考えられています．しかし，コブ角が40°を超えた思春期側弯症は成人になっても変形は進行することがわかっています[1,8,9]．

- 40°以上の胸椎カーブは平均0.4°/年
- 40°以上の腰椎カーブは平均0.55°/年

そのため，40〜50°がひとつの手術適応の基準になっています．

　これらのデータは，平均経過観察期間40年という長期予後に関する報告が基になっていますが，102例という決して多い症例数でないこと，そして近年では一般的となっている側面から見たパラメータの評価がないことが課題となっています．

肺機能

　軽症の思春期特発性側弯症では，肺高血圧症や心不全などの重症な心肺系の異常が起きることはきわめてまれです．一方で重症に進行すると肺機能は低下し，呼吸器症状が出てくると言われています．以下，おおよその目安を記載します．

- コブ角が 60°以上：症例の 83％で％ vital capacity（％VC）が 75％以下
- コブ角 80°以上：ほぼ全例％VC は 75％以下
- コブ角 100〜140°：平均％VC は 60％

腰　痛

　急性腰痛や慢性腰痛は 77％の思春期特発性側弯症の遺残例にみられ，対照群における 35％と比較して有意に多く認められました[6]．なお仕事や日常生活動作の能力は，対照群と同等でした．このように思春期特発性側弯症の成人期の遺残例では腰痛が高頻度でみられるにもかかわらず，日常生活に困らないレベルの機能が維持されていることがわかりました．

わが国での思春期特発性側弯症の長期自然経過に関する報告[10]

　わが国の思春期特発性側弯症長期自然経過に関して，Watanabe や Ohashi らの平均追跡期間 25 年の研究があります．本研究の対象は骨成熟時にコブ角 30°以上の側弯があり，調査時の年齢が 30 歳以上である思春期特発性側弯症の非手術例の 107 例です．その結果

- 主カーブの進行は，全体では約 0.4°/年
- 腰椎カーブ例は胸椎カーブ例と比較して，腰痛が有意に強い
- 腰椎カーブ例では JOABPEQ（腰椎機能を評価するアンケート）の歩行能力および社会機能領域が有意に悪化していました．

手術例の長期成績

　手術例の長期成績の報告はまだまだ少ないです．近年，少しずつ長期成績の報告が増えてきていますが，それでも術後 20 年以上の研究報告はわずかです．Bartie らにより 2009 年に報告された術後平均 19 年の Harrington rod による 171 例の長期成績では，75％に腰痛があったのに対し，コントロールでは 65％でした[11]．固定最下端が L2 の症例では非側弯例と痛みの強さは同等でしたが，固定最下端 L4 の症例では，非側弯例より強い腰痛を認めました．Harrington rod は現在では使われて

いない，非常に古い脊椎インプラントシステムです．ですので現在使われている椎弓根スクリューシステムと同等に扱うことができませんが，固定最下端は極力 L3 で止める，という考えは大切だと筆者は強く思っています．

　現在，最も手術で使用されている椎弓根スクリューを用いた手術の術後 20 年以上の治療成績の報告はほとんどありません．というのも，この手術が一般に行われるようになったのは 2000 年代に入ってからだからです．さらに，この間にも手術技術や手術インプラントはどんどん発展しています．Harrington rod の治療成績が，現在，筆者らの行っている手術と長期予後は同等かは現時点では証明されていませんが，より良い成績であると確信しています．

> **NOTE** ○○○○○○○○○○○○○○○○○○○○○○○○○○○○○○○○○○○○○○
>
> ### 側弯症の治療について
>
> 　「治療」という言葉を使っていますが，本来の治療は病気の原因を治すことです．一方，側弯症の原因はわかっていませんので，治すことができません．そういう意味では筆者が説明してきたのは治療ではなく，対症療法（根本的な解決ではなく，現れた状況に対して処置をする）なのだと思います．前述しましたが，現在，装具によって重症化が予防できる可能性が高いことが科学的に証明されています．これも対症療法のひとつですが，それでも有効な方法です．根本的な治療ができない現況でできることは，学校側弯症検診による早期発見と早期治療です．読者の皆さんに側弯症とはどんな病気なのか，そしてその早期発見の重要性を理解していただけたら，筆者としては非常に嬉しい限りです．

> **NOTE** ○○○○○○○○○○○○○○○○○○○○○○○○○○○○○○○○○○○○○○
>
> ### 側弯症の理想の手術
>
> 　現在の手術の弱点は，曲がった背骨は真っすぐになりますが背骨が固定されて動きが失われることです．近年，欧米ではテザーリング，という背骨を固定しない矯正方法が行われるようになってきていますが，まだ治療成績は安定せず試行錯誤，という段階だと感じています．背骨は動くことでさまざ

まな役目を担っています．その動きが失われることで，体の硬さを自覚する児童は多くいます．手術をすると曲がった背骨が矯正されるので，側弯症が治ったと感じる方も多いのですが，決して治ったわけではありません．曲がった状態で放置して生活していく将来と比べると手術をしたほうがより良い，ということであり，側弯症がない子どもの将来と同等になったのではありません．ですから，本来は手術をしなくてよいように装具で側弯症をコントロールするのが理想的と考えています．

📖 文献

1) Weinstein SL, et al：Curve progression in idiopathic scoliosis. J Bone Joint Surg Am 65：447-455, 1983
2) Weinstein SL, et al：Idiopathic scoliosis：Long-term follow-up and prognosis in untreated patients. J Bone Joint Surg Am 63：702-712, 1981
3) Ponseti IV, et al：Prognosis in idiopathic scoliosis. J Bone Joint Surg Am 32A：381-395, 1950
4) Collis DK, et al：Long-term follow-up of patients with idiopathic scoliosis not treated surgically. J Bone Joint Surg Am 51：425-445, 1969
5) Weinstein SL：Idiopathic scoliosis. Natural history. Spine (Phila Pa 1976) 11：780-783, 1986
6) Weinstein SL, et al：Health and function of patients with untreated idiopathic scoliosis：A 50-year natural history study. JAMA 289：559-567, 2003
7) Pehrsson K, et al：Long-term follow-up of patients with untreated scoliosis. A study of mortality, causes of death, and symptoms. Spine (Phila Pa 1976) 17：1091-1096, 1992
8) Ascani E, et al：Natural history of untreated idiopathic scoliosis after skeletal maturity. Spine (Phila Pa 1976) 11：784-789, 1986
9) Edgar MA：The natural history of unfused scoliosis. Orthopedics 10：931-939, 1987
10) Watanabe K, et al：Health-related quality of life in nonoperated patients with adolescent idiopathic scoliosis in the middle years：A mean 25-year follow-up study. Spine (Phila Pa 1976) 45：E83-E89, 2020
11) Bartie BJ, et al：Long-term follow-up of adolescent idiopathic scoliosis patients who had Harrington instrumentation and fusion to the lower lumbar vertebrae：Is low back pain a problem? Spine (Phila Pa 1976) 34：E873-E878, 2009

> **NOTE** ○○○○○○○○○○○○○○○○○○○○○○○○○○○○○○○
>
> ### 側弯症治療の現状と今後
>
> 側弯症に関してはまだまだわからないことがたくさんあります．どうして思春期に側弯が発生するのか，どうして進行するのか，少しずつその糸口はわかってきていますが，それでも疾患の原因臓器もわかっていません．すなわち，神経が原因なのか，それとも骨なのか，椎間板なのか，筋肉なのか，それともそれ以外か．
>
> 近年の朗報として，欧米では固定しない矯正手術方法が行われるようになってきました．この方法は脊椎の成長を利用した矯正方法です．革新的な方法であり，今後の応用が期待されますが，逆に成長が残っていないと適応できませんし，成長が残りすぎていてもダメです．ですから，最近は適応領域が非常に狭いこともわかってきています．いずれにしても原因に対してアプローチしているわけではありません．
>
> 今後，側弯症の原因が特定され，薬によって原因を治療することができるようになり，曲がっている背骨が矯正され，装具も手術も必要ない，そんな時代が来ることを待ち望んでいます．もちろん，現状の研究成果を考えると，なかなか厳しいのですが，でも，諦めず，研究を積み重ねていくことにより，そのような未来につながると考えています．
>
> 今までの筆者の臨床経験と先人たち，そして先輩，後輩，仲間の先生方の研究成果を基に，本文を記述しました．知見の積み重ねにより診療方法は少しずつ変化しています．筆者は2004年に側弯診療を始めましたが，この20年近くの間，一番インパクトが大きかったのは，2013年にWeinstein先生により，装具治療の有効性がランダム化試験で証明されたことです．それまで，装具治療は有効だと思われていましたが，決定的なエビデンスがありませんでした．この研究を有名にしたのは，その研究結果だけでなく，明らかな差がありすぎたので，それ以上の研究の続行は倫理上の問題があると，研究の途中で終了を余儀なくされたということです．この研究により，装具治療を行うことによって，手術に至る症例を減らせることが明らかにされました．

繰り返しになりますが，現在の治療体系でより良い長期予後を可能にするのは早期発見と早期治療です．本章を読んで，その大切さに気づいていただける医師が一人でも増えたら幸いです．未来に向けて行わなければならないのは，側弯症の発症原因の特定，進行原因の特定です．そして，その先にあるのが，それらに対しての治療法の開発です．多くの子どもが側弯症になっても，薬で治せる，もしくは発症自体が予防できる，そんな世の中が早く来ることを切に願っています．

2

斜 頚

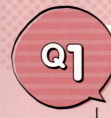

2. 斜頸【病態】

Q1 斜頸って何？

　斜頸とは，体幹に対して頭や頚部が斜めに傾いた状態です．「斜頸」は病名ではなく，状態名です．

　ラテン語では"torticollis"といいますが，"tortus"（英語：twisted）と"collum"（neck）が語源と言われています．また，cock robin position という表現もよく使います．cock robin とはコマドリのことで，真偽はわかりませんが，コマドリが首を傾けている様子に似ていることから，そのように呼ばれているようです（図1）．

　斜頸という状態を治療するには，斜頸になる原因を特定して，それに対してアプローチすることが大切です．

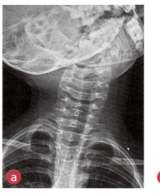
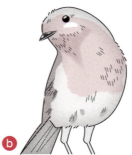

図1　斜頸（cock robin position）
a：cock robin position の単純X線画像．
b：コマドリ．

2. 斜頸 【病態】

Q2 斜頸に種類はあるの？

斜頸にはいろいろな原因があります．前述したように，斜頸は状態であって，病名ではありません．斜頸になる原因によって以下のように病名があります．それぞれ，治療法も異なりますので，これらをしっかりと鑑別することが大切です．

斜頸のなかで最も頻度が高いのが筋性斜頸です．全出産の約 0.3〜2％の発生頻度と報告されています[1]．そのほかにも骨性斜頸，眼性斜頸，炎症性斜頸，耳性斜頸，神経性斜頸，瘢痕性斜頸，環軸椎回旋位固定などがあります．

整形外科で治療の対象になるのは，筋性斜頸，骨性斜頸，環軸椎回旋位固定で，見落としてはいけない鑑別疾患です．

筋性斜頸

筋性斜頸の原因は，分娩時に胸鎖乳突筋が圧迫などの外力で損傷し[2]，出生後に生じる胸鎖乳突筋の線維化（線維性瘢痕組織）と考えられています[3]（図1）．ですから，難産例で発症頻度が高いとされています[4]．そのため出生直後には認められず，触知できるのは生後約5日以後です．徐々に増大し，約1ヵ月で最大（母指頭大ほど）になります．

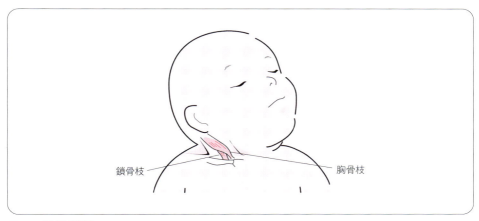

図1　筋性斜頸

骨性斜頸

　子宮内で胎児の体が作られる際，すなわち発生の段階で頚椎の形が規則正しく形成されず（形成不全），頚椎の左右のバランスが取れない場合に発生する骨が原因の斜頸です（図2）．ですから，生まれた時から斜頸位となります．一方，形成不全があっても，左右の大きさのバランスが取れている場合は斜頸にはなりません．

　形成不全が生じる場所は，頭蓋骨と頚椎の境目〜頚椎と胸椎の境目までさまざまです．形成不全の場所が頭蓋骨に近づくほど，斜頸が顕著になります．

　成長に伴って斜頸は悪化する可能性はありますが，多くの場合は急速な変形の進行はありません．一方で，頚椎から上位胸椎まで連続する形成不全の場合は，成長とともに進行する可能性は高いです．

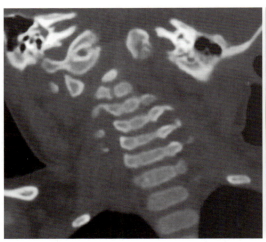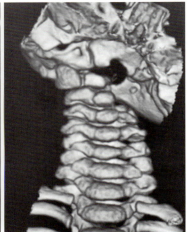

図2　骨性斜頸

環軸椎回旋位固定

　環軸椎（第一頚椎と第二頚椎の関節）が何らかの原因で水平方向に亜脱臼位にあり（ねじれの状態），整復されない状態です（図3）．原因は軽微な動作から，転落や転倒といった強い外力までさまざまです[5]．そのほか，頚部の炎症性疾患（化膿性リンパ節炎，川崎病，中耳炎，後咽頭膿瘍など）を原因として発生する場合もありますが，何も原因が特定できない場合もあります．

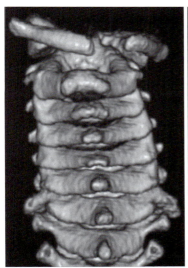 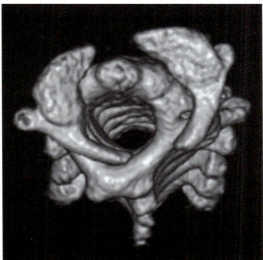

図3　環軸椎回旋位固定

文献

1) Hsieh YY, et al：Breech deformation complex in neonates. J Reprod Med 45：933-935, 2000
2) Ho BC, et al：Epidemiology, presentation and management of congenital muscular torticollis. Singapore Med J 40：675-679, 1999
3) Chen HX, et al：Fibrosis, adipogenesis, and muscle atrophy in congenital muscular torticollis. Medicine (Baltimore) 93：e138, 2014
4) Do TT：Congenital muscular torticollis：Current concepts and review of treatment. Curr Opin Pediatr 18：26-29, 2006
5) Crook TB, et al：Traumatic atlantoaxial rotatory subluxation. Emerg Med J 22：671-672, 2005

2. 斜頸【診断】

Q3 どうやって診断するの？

　まず，外観上で頭が傾いていることが前提です．
　次に，頚部の可動域が制限されていることを確認することが重要です．ほとんどの斜頸で顔が向いている方向とは逆方法への可動域が低下しています．前述したように斜頸を呈する疾患は多数あります．それぞれの鑑別について説明します．

筋性斜頸

　生後1〜2週頃から斜頚位となります．胸鎖乳突筋にある腫瘤を触診で見つけることが大事です．しかし乳児の診察が難しい場合があります．ひとつの方法として，患児をベッド上に仰臥位で寝かせます．乳幼児は頭部が大きいので，そのまま寝かせてしまうと頚部は前屈位になります．そのため，タオルを何枚か重ねて体の下に入れるといいでしょう．母親に乳児の上半身を固定してもらい，医師は乳児の頭部を左右に回旋して，可動域制限の有無を評価します．さらに，頭部を少し後屈させることで胸鎖乳突筋の腫瘤を評価することができます（図1）．

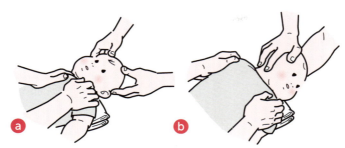

図1　筋性斜頸の評価
a：体の下にタオルを入れて，首が屈曲位にならないようにして，頚部を触知する．
b：乳児の上半身を固定し，頚部を回旋して可動域制限を評価する．

環軸椎回旋位固定

ほとんどの例で，急性に発症します．斜頚，可動域制限以外に頚部痛を訴えます．急性期では三徴（斜頚位，可動域制限，疼痛）のすべてを満たしますが[1]，急性期を過ぎると頚部痛は減少する傾向にあります．可動域制限は，回旋，側屈ではいずれも左右差が出現します．何らかの外傷が原因である症例では，骨折がないことの確認だけでなく，神経学的所見を取ることも重要です．受診の1ヵ月以内に上気道炎，中耳炎といった頚部周囲の先行感染が原因となる場合があるので，既往があった場合は発熱，頚部リンパ節や咽頭，扁桃腫脹の有無も確認します．

骨性斜頚

頚椎の形成不全が原因なので，出生後に斜頚になります．変形が軽度である場合，痛みが生じることはほとんどないので，ご両親も気づかなかったり，首のすわりが悪いのかな，時間が経てば治るのでは，などと考えたり，さまざまな理由で発見が遅れる場合も多いです．骨の形成不全が背景にありますので，頚椎の縦方向の長さが短く，頚部が短いのでは？ということで気づかれる場合もあります．ただ乳幼児は頭が体と比較して大きく，首が短いと思うご両親も少ないので，偶発的に見つかることが多いのではないかと思います．最終的には単純X線やCTを撮影しないと診断がつきませんので，疑ったら，ぜひ，撮影してみてください．

📖 文献

1) Fielding JW, et al：Atlanto-axial rotatory fixation.（Fixed rotatory subluxation of the atlanto-axial joint）. J Bone Joint Surg Am 59：37-44, 1977

2. 斜頸 【診断】

Q4 斜頸を疑ったらどんな検査をするの？

筋性斜頸を疑った場合

　頚部の腫瘤があることを確認することが診断の決め手になります．最近ではエコーで胸鎖乳突筋の腫瘤を見つけることもできます．もちろん，単純X線を撮影して，骨の形態に異常（骨性斜頸）がないことを確認することも重要です．

　そのほか，症状に応じ血算，生化学といった血液検査，頚部エコー検査，造影CTや造影MRIを行って原因の特定を行ってください．

環軸椎回旋位固定を疑った場合

　まず単純X線を撮影してみてください．正面から見て，上位頚椎部での斜頸位，開口位で軸椎歯突起一環椎外側塊間距離の非対称や，環椎外側塊や環軸椎関節の偏位，側面像で第一頚椎が傾いて見えるのが特徴です．最終的にはCT画像で，環椎の転位の程度を評価します．その際，Fielding分類を用います（図1）[1]．また，陳旧性の場合，C1/2の椎間関節も変形し，さらにC1回旋だけでなく傾きも生じてきます．3DCTを用いた3次元的な分類としてIshiiの分類が有用です（図2）[2]．

　なお，高所からの転落などで強い外力が加わっている場合はCT画像での骨折の有無の確認と，念のためMRI撮影もお勧めします．

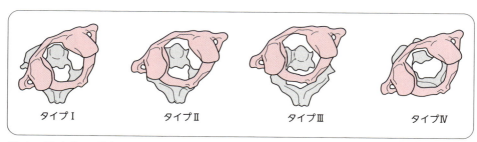

図1　Fielding分類

（文献1）より）

58　2. 斜頸【診断】

	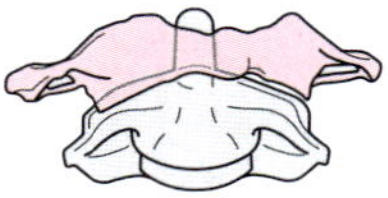 グレードⅠ	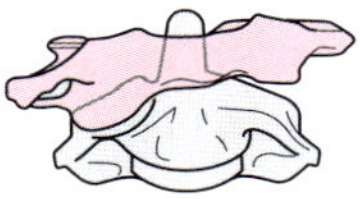 グレードⅡ	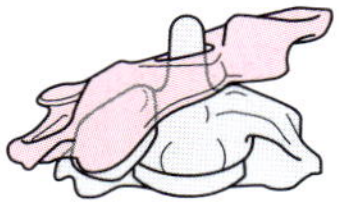 グレードⅢ
椎間関節の変形	－	＋	＋＋
側方傾斜		＜20	20＜

図2 Ishii 分類

(文献 2 より)

骨性斜頸を疑った場合

　単純X線画像で形成不全の椎体を確認することが重要ですが，多くの例で形成不全の椎体は複雑な形状をしているので，CTを撮影して3D再構築して評価することをお勧めします．また，骨の形状によっては頭頸移行部や上位頸椎部で不安定性が生じている場合があります．その場合は，神経障害を生じることもありますので，明らかな神経障害がなくても，MRIを撮影することをお勧めします．

> **NOTE** ○○○○○○○○○○○○○○○○○○○○○○○○○○○○○○○○○○
>
> **骨性斜頸？**
>
> 　長い間，筋性斜頸が放置されると，上位頸椎に変形が生じて「骨性斜頸疑い」で紹介を受けることがあります．環軸椎回旋位固定でも同様なことがありました．骨が二次性に変形する場合，それぞれに対して治療を行っても改善しない場合もあるので，見落とさないことが大事です．

文献

1) Fielding JW, et al：Atlanto-axial rotatory fixation.（Fixed rotatory subluxation of the atlanto-axial joint）. J Bone Joint Surg Am 59：37-44, 1977

2) Ishii K, et al：Pathognomonic radiological signs for predicting prognosis in patients with chronic atlantoaxial rotatory fixation. J Neurosurg Spine 5：385-391, 2006

2. 斜頸【治療】

Q5 どうやって治すの？

筋性斜頸

　生後1～2週頃から斜頸位になりますが，筋性斜頸の自然治癒率は90％と高率です．前頸部にある胸鎖乳突筋に腫瘤を生じ，その大きさは次第に大きくなり，約1ヵ月で最大になります．その後，腫瘤は徐々に縮小し，生後約6ヵ月で触れなくなります．1～2歳頃までに8～9割が自然治癒もしくは保存治療で治癒しますが，胸鎖乳突筋の線維化が強いと遺残する可能性があると言われています．

　治療は主に生活指導です．
　右の胸鎖乳突筋に腫瘤が生じた筋性斜頸の場合，右に頭部が傾き，顔は左を向くため，①患児の右側からミルクを与える，②患児の右側から話かける，③ベビーベッドでは患児の右側に明るい窓が位置するように寝かせ，興味を惹くオルゴールなどは患児の右側に吊るすなどを指導して，自然に顔が右を向くようにします．決して，患部のマッサージや頸部の徒手矯正は行ってはいけません．
　生後6ヵ月までに斜頸位が改善しない場合，斜頸位の程度により手術が必要なことがあるため小児整形外科専門医に紹介することをお勧めします．

【右の胸鎖乳突筋に腫瘤が生じた場合】

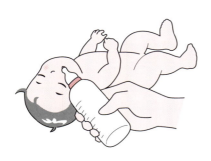

患児の右側からミルクを与えたり話しかける

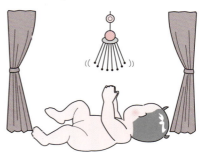

患児の右側に明るい窓が位置するように寝かせたり，オルゴールを患児の右側に吊るす

環軸椎回旋位固定

治療法は発症からの期間を基に選択されます．発症後1週以内であれば安静，カラー固定，鎮痛薬の投与を行います．発症後1週以降1ヵ月以内では入院してグリソン牽引を行います．

発症後1ヵ月を過ぎた場合でも，まずグリソン牽引を行います．

それでもどうしても整復位が得られない，もしくは一度整復位が得られても，再発してしまう場合，麻酔下徒手整復後にハローベスト固定を用いる治療を行います．この方法については後述します．治療開始が遅れれば遅れるほど，再発の可能性が上がることがわかっています．発症から1ヵ月以内に治療開始された例はほぼ全例で治癒が可能[1,2]でした．発症後3ヵ月以上放置された場合は，手術が必要になる可能性が上昇しますので，早期治療を心がけてください．

クリニックであれば，まずはカラー固定から始めてみてください．1週ぐらいで戻らなければ入院施設が備わっている小児病院に紹介するとよいと思います．

頚部の炎症性疾患（化膿性リンパ節炎，川崎病，中耳炎，後咽頭膿瘍など）を原因として発生する場合もあり，その場合はそれらの原疾患治療が優先されます．どうしても治療開始が遅れやすいので，しっかりと小児科と連携して治療をしてください．

骨性斜頚

骨性斜頚に対しては，ほとんどの症例で保存療法は効果がありません．偶発的に形成不全の頚椎を見つけてもわずかな変形で外見的にも異常がなかったら，経過観察でよいです．変形が強い場合は専門医への紹介をお勧めします．まれに頭頚移行部の病変で，不安定性がある場合があります．その場合は，頚椎カラーによる外固定を行い専門医への紹介をしてください．

📖 文献

1）古矢丈雄ほか：環軸椎回旋位固定の病態と治療．千葉医誌 85：61-69．2009
2）Mihara H, et al：Follow-up study of conservative treatment for atlantoaxial rotatory displacement. J Spinal Disord 14：494-499, 2001

> **NOTE**
>
> **なぜ筋性斜頸のマッサージをしてはいけないの？**
>
> 　胸鎖乳突筋の腫瘤発生の原因は，分娩時の筋の挫傷と炎症であると考えられています．そのため，マッサージは炎症を悪化させる可能性があり，回復を遅らせる可能性があります．また不適切な手技により，すでに緊張している筋肉にさらなる損傷を与える危険性があります．乳幼児の組織の回復能力は非常に高いので，自然回復に任せながら筋肉の緊張を和らげ，範囲を徐々に拡大させる方法が以前から行われてきました．
>
>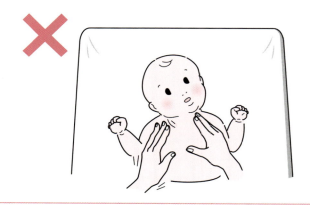

2. 斜頸 【治療】

Q6 どういう時に手術が必要なの？

筋性斜頸

　前述したように生後 6 ヵ月までに 90％以上は自然に改善すると言われています．しかし，その期間を経過しても改善がない場合，手術が検討されます．タイミングはさまざまですが，1〜4 歳が一般的です．重度の斜頸で顔面の非対称性が進行している場合は，早めの手術が望ましいです．

　手術法としては，硬く縮んでしまった胸鎖乳突筋を切離して筋肉を延長する「胸鎖乳突筋腱切り術」が行われます．胸鎖乳突筋の上下端の 2 ヵ所の腱切り術，胸鎖乳突筋の下端のみの腱切り術があります[1]（図 1）．しっかりと筋や腱を切離しないと効果が不十分であったり再発する場合があります．退院後，1〜2 ヵ月は頚椎カラーで固定することが必要になります．

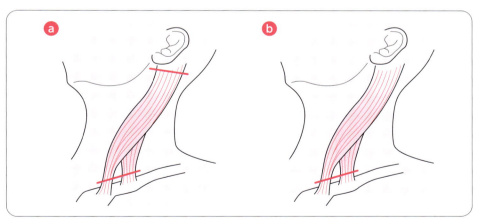

図 1　筋性斜頸の手術法
a：胸鎖乳突筋の上下端の 2 ヵ所の切腱術．
b：胸鎖乳突筋の下端のみの切腱術．

環軸椎回旋位固定

　以前は再発を繰り返す場合，環軸椎矯正固定術が行われてきました．このような症例では環軸椎の変形が重度であることがわかっていました．長い間，回旋位で放置されたり，何度も再発を繰り返していると，関節がすぐに外れてしまうように変形してしまっているのです．しかし手術の難易度は高く，リスクも低くなく，最も大きな問題は頚椎の回旋の動きの50％以上を担っている環軸椎の可動域が失われてしまうことです．そこでIshiiはこのような症例に対して，全身麻酔下に徒手整復を行い，ハローベストで整復位を保持し，2〜3ヵ月間かけ環軸椎の変形を修復するリモデリング療法を開発しました[2]（図2）．現在では多くの症例が本方法で治療できるようになっていると実感しています．

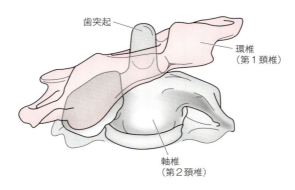

【環軸椎回旋位固定】
歯突起
環椎（第1頚椎）
軸椎（第2頚椎）

全身麻酔下に整復

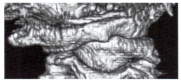
整復前

ハローベスト固定

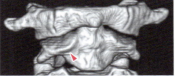
整復直後
C2 facet deformity が
確認される

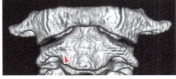
整復後1ヵ月
リモデリングの開始

ハローベスト除去
頚椎回旋可動域訓練開始

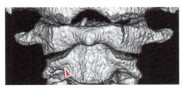
整復後3ヵ月
リモデリングの進行・完了

図2　環軸椎回旋位固定のリモデリング療法

骨性斜頸

　形成不全の椎体間部に不安定性があり，神経症状がある症例は手術の絶対適応です．頭頸移行部の変形例でそのような症例が多いので，遭遇した際は注意が必要です．

　骨性斜頸に対する手術は，脊椎インプラントを用いたきわめて難度の高い矯正固定術が必要になります．そのため変形だけが手術の理由の場合，手術をするかどうかに関して十分な検討が必要です．変形矯正の際の骨切り技術，矯正，そして固定性を得るための固定範囲が必要です．その場合，頸部の可動性を大きく失う可能性もあります．

📖 文献

1) Seo SJ, et al：Change of facial asymmetry in patients with congenital muscular torticollis after surgical release. J Craniofac Surg 27：64-69, 2016
2) Ishii K, et al：Remodeling of C2 facet deformity prevents recurrent subluxation in patients with chronic atlantoaxial rotatory fixation：A novel strategy for treatment of chronic atlantoaxial rotatory fixation. Spine (Phila Pa 1976) 36：E256-E262, 2011

2. 斜頸【予後】

Q7 斜頸になったら将来どうなるの？

　頭が傾くことによって，重大な機能障害が生じることは少ないですが，以下のような外見上の問題が出てきます．

斜頭（図1, 2）
　向き癖と反対側の後頭部が平らになる．

顔面の変形について
　1歳を過ぎても斜頸が残る場合，顔面が経時的に変形してくる可能性があります（図1）．これら顔面や頭部の変形は早く斜頸の治療を行ったほうが改善しやすく，10歳を過ぎると不可逆的な頭部・顔面の変形が残存すると報告されているため，注意が必要です[1]．

脊椎側弯について
　頭部が傾くと，体幹部でバランスを取るため，それによって上位胸椎部を中心に側弯が生じる場合があります．代償性の反応ですので，進行する

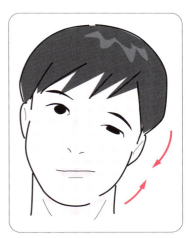

図1　顔の変形

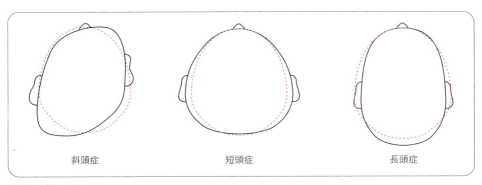

図2　斜　頭

斜頭症　　　　　短頭症　　　　　長頭症

Q7　斜頸になったら将来どうなるの？

可能性は低いと考えられています．斜頸の際は，一度は全脊椎の単純 X 線を撮影して評価してみてもよいと思います．

斜頸の進行

乳児期に筋性斜頸と診断されたけれど軽度で経過観察となった場合に，小学校高学年で斜頸位が悪化することがあります．

乳幼児期では自覚症状に乏しいですが，思春期や成人期になると斜頸や胸鎖乳突筋の突っ張りによる外観上の愁訴のほか，回旋・側屈・後屈などの頚椎可動域制限，頭部・顔面の変形，頚部や肩甲部の痛み，頭痛，手指のしびれ感などさまざまな症状が出現することがあります[1]．

NOTE ○○○○○○○○○○○○○○○○○○○○○○○○○○○○○○○○○

遅発性の斜頸

軽度の筋性斜頸は放置されることがあります．前述したようにそれが小学校高学年ぐらいで悪化することがあります．このぐらいの年齢の斜頸は頭痛などを訴えることが多いと感じています．長期経過例なので，CT を撮影すると環軸椎が変形しているため，骨性斜頸と勘違いされる場合もあります．その場合，もちろん，行う手術は筋性斜頸に対する手術です．腱切り術を行うことで斜頸は改善します．環軸椎の変形があるため，しばらくはカラー固定などを念のために行います．

📖 **文 献**

1) Lim KS, et al：Is sternocleidomastoid muscle release effective in adults with neglected congenital muscular torticollis? Clin Orthop Relat Res 472：1271-1278, 2014

3

腰椎分離症
（疲労骨折）

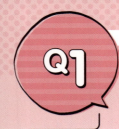

3. 腰椎分離症（疲労骨折）【病　態】

Q1 分離症って何？

分離症とは

　腰椎の構造は，主に身体を支える前方部分（椎体）と脊髄神経を取り囲む後方部分（椎弓）で成り立っています．この椎弓と呼ばれている部分に骨折を起こして連続性が途絶え，腰椎の前方部分と後方部分が"分離"してしまい，腰痛や下肢痛などの"症状"を出すため，分離症と呼ばれています（図1）．原因としては，今のところ発育期のスポーツのしすぎによる疲労骨折説が有力ですが，いまだ解明されていない点も多い疾患です．

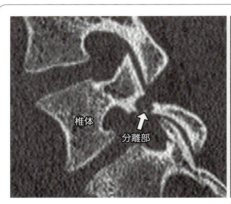
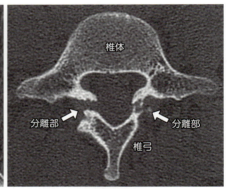

椎弓の両側で骨の連続性が途絶え，椎体と椎弓とが分離している．

図1　腰椎分離症のCT画像

狭義では，関節突起間部の骨の連続性がない状態を指しますが，最近では疲労骨折として，骨の連続性が途絶える前の段階，あるいは骨折する前の状態でも分離症と呼ばれています．

　また解剖学的には，椎弓の関節突起間部と呼ばれる部分に圧倒的に多くみられますが，時に椎体と椎弓のつなぎ目（椎弓根と呼びます）などにみられることもあります[1]．

📖 文 献

1) Sairyo K, et al：Athletes with unilateral spondylolysis are at risk of stress fracture at the contralateral pedicle and pars interarticularis：A clinical and biomechanical study. Am J Sports Med 33：583-590, 2005

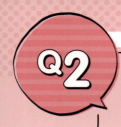

3. 腰椎分離症（疲労骨折）【病　態】

Q2 分離症の患者ってどのくらいいるの？みんな痛いの？

　分離症の患者さんの割合は対象群によって異なります．大規模な調査の結果，わが国における 20 歳以上の成人においては，6%（男性：8%・女性：4%）の頻度でした[1]．スポーツ選手だけを対象とすると，10% 以上の頻度でみられました[2]．また，以前から人種差もあると言われています．ちなみにその 90% 以上が最尾側腰椎（第 5 腰椎：L5 と呼びます）で，約 6% がそのひとつ上（L4）でした．

　分離症になってもすべての人が，腰や下肢が痛いわけではなさそうです．分離症をもつ患者さんの約 4 割が何らかの症状があると推察されています．

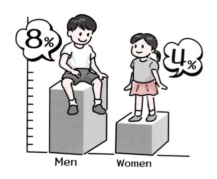

文　献

1) Sakai T, et al：Incidence of lumbar spondylolysis in the general population in Japan based on multidetector computed tomography scans from two thousand subjects. Spine (Phila Pa 1976) 34：2346-2350, 2009
2) Sakai T, et al：Incidence and etiology of lumbar spondylolysis：Review of the literature. J Orthop Sci 15：281-288, 2010

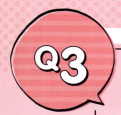

3. 腰椎分離症（疲労骨折） 【病 態】

Q3 分離症ってどうやって発生するの？

分離症の成因

　生体力学的検討から，分離症は腰を反らす（伸展）・ひねる（回旋）動作が繰り返されることにより発生すると考えられています[1]．特にこれらの動作が組み合わさると，関節突起間部には最大のストレスがかかります[2]．このような腰を反らしながらひねる動作は，どのようなスポーツ競技においても反復される動作であり，分離症がスポーツ選手に多くみられる裏付けになると思います．

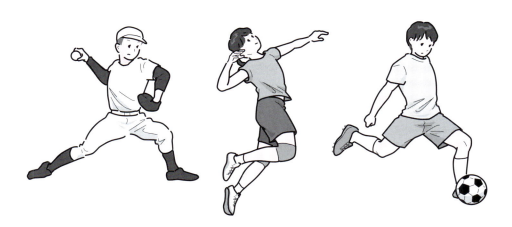

文献

1) Sairyo K, et al：Spondylolysis fracture angle in children and adolescents on CT indicates the facture producing force vector：A biomechanical rationale. The Internet J Spine Surg 1, 2005
2) Sakai T, et al：Lumbar spinal disorders in patients with athetoid cerebral palsy：a clinical and biomechanical study. Spine (Phila Pa 1976) 31：E66-E70, 2006

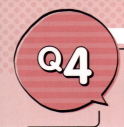

3. 腰椎分離症（疲労骨折）　【診　断】

Q4 分離症ってどういう症状が出るの？

分離症の症状

　分離症は，疲労骨折として発生段階から完全に折れてしまった状態まで，その病期によってさまざまな症状が出ます．主には腰痛ですが[1]，下肢痛や張り感などを訴えることも少なくありません．

　発生段階における症状としては，スポーツ中あるいはスポーツ後の腰痛が多いですが，初発時の腰痛は軽微であることも多く，自然経過（安静）で軽快しスポーツ以外の日常生活には支障がないことも多いため，医療機関を受診しないことも多いようです．腰痛が強くなってから初めて受診することも多く，このことが診断を遅らせる原因となります．

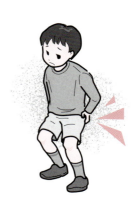

　ずいぶん以前の調査ですが，筆者らの施設を受診した18歳以下の分離症のうち，63.5％が初診時にはすでに完全に割れてしまった状態（終末期）に至っていました[2]．また，成人以降になって初めて分離症を指摘される患者さんも多く存在しています．これらの患者さんでは，振り返ってもらっても発育期の腰痛の記憶（既往）がないことも多く，分離症の発生時には何の症状も出ない症例もあることも考えられます[3]．

　基本的に，スポーツをしている子どもが腰痛を訴え続けた場合には，本疾患を疑うべきです．腰を反らした時・ひねった時に増強する痛みが典型的ではありますが，発生時には必ずしもそうとは限らず，どの方向に動作をしても（たとえば前屈動作でも）痛みを訴える場合も少なくありません．

> **NOTE**
>
> **無症候性で発生した（たまたま見つかった）分離症について**
>
> 　腹部単純X線画像やCT画像など撮影した際に，たまたま分離（すべり）症が見つかる場合も多く，また超高齢者になって初めて指摘されたというケースも少なくはありません．このことは，分離症をもつ人全員が腰痛で悩んでいるわけではないということを意味します．
>
> 　分離症をもつ人の生涯有症率はいまだに不明です．過去の文献からの推察ですが，分離症をもつ人の約4割が症候性と考えられます[4]．かなり古い論文ですが，イスラエルの軍隊の入隊検査で腰痛の有無と単純X線画像の結果を調査した研究があります[5]．この結果から推定しますと，計算上，分離症をもつ患者さんの約4割が"腰痛もち"でした．
>
>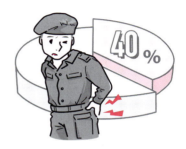
>
> 　また，このような分離症患者さんのごく一部が発育期～若年で腰痛のために分離部修復術を要し，大半は中年以降に（分離すべりによる椎間孔狭窄で）下肢症状を生じ椎体間固定術を必要とすることも少なくないです．
>
> 　では，このような"たまたま見つかった"分離症についてはどのようにすればよいのでしょうか？これについてはいまだ明確な答えはなく，今後の課題だと言えます．筆者の場合は，患者さんの年齢層（正確には骨年齢）でフォローの仕方を決めています．後に「すべりについて」（3-Q8 [p.104]）の項で述べますが，骨が未成熟であるほど，すべりが進行しやすく注意を要するためです．ときには外固定を行う場合もあります．骨が成熟している場合には，病態を説明し，腰痛や下肢痛などの症状が出れば受診してくださいと注意喚起しています．

📖 文献

1) Sugiura S, et al：Characteristics of low back pain in adolescent patients with early-stage spondylolysis evaluated using a detailed visual analogue scale. Spine (Phila Pa 1976) 40：E29-E34, 2015

2) 西良浩一ほか：スポーツ選手のための腰椎装具の実際─発育期腰部疾患における装具療法の位置づけ．臨スポーツ医 19：1189-1194，2002

3) Sakai T, et al：Clinical features of patients with pars defects identified in adulthood. Eur J Orthop Surg Traumatol 26：259-262, 2016

4) 河野左宙：腰椎分離をめぐる諸問題─発症の様相その他について．伊丹康人ほか編．整形外科 MOOK 33．金原出版，東京，1-14，1984

5) Libson E, et al：Symptomatic and asymptomatic spondylolysis and spondylolisthesis in young adults. Int Orthop 6：259-261, 1982

3. 腰椎分離症（疲労骨折）【診 断】

Q5 分離症をどうやって診断するの？（身体所見）

身体所見について

　生体力学的には，腰椎の伸展（後屈）・回旋が関節突起間部にストレスを集中させることにより疲労骨折を起こし分離症につながることから，この動作を強制することにより疼痛が誘発されることが多いです．ケンプテストの手技は他動的にこの動作（後屈・回旋）を強制させるため，分離症の診断によく使われています（後述の NOTE 参照）．筆者の印象では，疲労骨折としての発生段階ではほぼ全例が陽性です．

　エクステンションストレステストは腰を強制的に反らせて痛みを確認する手技ですが，こちらも高頻度で陽性になります．

　疲労骨折として進行中の分離症患者さんにおいては，罹患椎の棘突起の圧痛はほぼ全例にみられ，自発痛が消失した後も続くことが多いです．筆者の経験では，自発痛が消失しても（後述する）MRI で椎弓根の骨髄浮腫像が持続してみられる場合には，棘突起の圧痛や上記疼痛誘発テストが陽性となる場合が多いです．

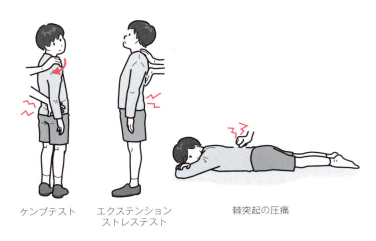

ケンプテスト　　エクステンションストレステスト　　棘突起の圧痛

　上記のような身体所見がみられる場合には，分離症を強く疑い画像検査を進めるべきです．

NOTE ○○○○○○○○○○○○○○○○○○○○○○○○○○○○○○○○○○

ケンプテストについて

　分離症はケンプテストが陽性となることが多いとは言うものの，ケンプテストのオリジナルの手技・意義をご存じでしょうか？久野木順一先生が以前まとめておられましたが[1]，正確には"ケンプ徴候を誘発する手技"のことをケンプテストと呼び，そのケンプ徴候とは本来「椎間板ヘルニアにおける新しい徴候」として1950年にケンプ先生が発表された徴候だそうです[2]．ただし，オリジナルの論文はオランダ語で書かれているため，用語も手技も，またその意義も統一されていない原因になっているようです．

　筆者もオランダ語は全く読めないため久野木先生の解説を頼りにさせていただきますと，ケンプテストのオリジナルの定義は，体幹を後屈・側屈させる手技であり，同側の坐骨神経痛が誘発された場合に，本手技陽性と判定されます．つまり神経根絞扼に対する疼痛誘発手技であり，頚椎におけるスパーリングテストに相当します．

　しかしながら分離症の場合，その多くは腰椎の後屈・側屈により誘発されるのは下肢痛（坐骨神経痛）ではなく腰痛です．また生体力学的検討の結果からは，反対側の腰痛が誘発されることも多いと思います．このように分離症におけるケンプテストは，オリジナルから離れており，ケンプ先生もこのように使われるとは思ってもいなかったかもしれません．

　さらに，腰椎の側屈よりも回旋により，反対側の関節突起間部にストレスが最大となることがわかっているため，筆者は側屈よりも回旋の要素を多く取り入れた手技にしています．実際の臨床では，分離症の患者さんは，このケンプテストにより同側あるいは反対側の腰痛が誘発されることが多いです．厳密に言うと，分離症に対するケンプテストの意味合いは当初ケンプ先生が考えていた意義からは飛躍しているかもしれません．

文献

1) 久野木順一：Kemp テスト．脊椎脊髄 28：309-311，2015
2) Kemp A：Een Nieuw Symptom Bij Prolaps Van De Tussenwervelschijf. Ned Tijdschr Geneesk 94：1750-1755, 1950

3. 腰椎分離症（疲労骨折）【診 断】

Q6 分離症をどうやって診断するの？（画像所見）

単純X線（レントゲン）画像について

　筆者が研修医の頃の教科書には，単純X線（レントゲン）画像の所見が書かれていました．分離症がある場合には，斜位像でスコッチテリア犬がまるで首輪をしているように見えます（図1）．これを"Scotty dog sign"と呼び，診断に用いられていました．画像技術が進歩した今でこそCT画像やMRI画像などが撮れて当たり前のようになっていますが，昔はこれで診断するしかありませんでした．今でも通常のクリニックや診療所では，経済的な理由や交通の事情などから，単純X線画像で診断するしかない施設や患者さんも多いと思います．

　しかしながら，診断する側（医療従事者）も診断を受ける側（患者さん）も一点留意してほしいのは，単純X線画像だけでは早期診断のためには限界があるということです．筆者の研究結果からは，整形外科専門医でも（後述するCT画像の）初期では約80％，進行期では約20％の分離症を見逃す可能性があることがわかっています[1]．

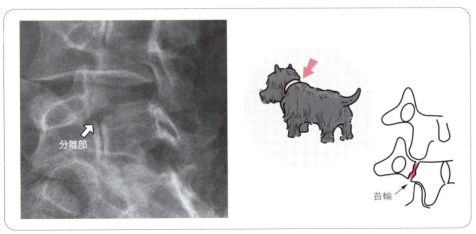

図1　単純X線画像斜位像
単純X線画像斜位像．斜めからみた椎弓がスコッチテリア犬に見え，分離部がちょうど首輪に見えることからScotty dog signと呼ばれている．

Q6　分離症をどうやって診断するの？（画像所見）　79

CT（コンピューター断層撮影）画像について

　単純X線（レントゲン）画像では判別しがたい骨折線もCT画像をみるとわかりやすくなります．"CT画像の所見があったからこそ分離症が疲労骨折であることが判明した"と言っても過言ではありません．現在では，このCT画像所見によって骨折部の病期分類を行い（図2）[2]，治療方針を立てるのが一般的です．なお，CT画像所見による病期分類に関しては，いくつかのグループから提案されており，それぞれ参考にされるとよいと思います．

- **徳島大学グループでの病期分類（CT画像所見から）**（図2）[2]

　初期：部分的骨透亮像やhair line様の亀裂が認められる．
　進行期：明瞭な亀裂を伴うが，分離部周囲の骨硬化は認めない．
　終末期：分離部周囲に骨硬化がみられる，いわゆる偽関節像を呈す．

　また現在では，CT画像で骨折線がはっきりする前に，MRI画像で椎弓根部に骨髄浮腫様の信号変化がみられることが判明したので，これを超初期としています．

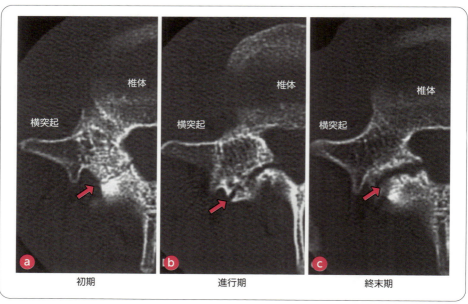

図2　CT画像による病期分類

（文献2より）

前述したような病期分類は，子どもの患者さんや保護者を含めて，医療従事者以外の方々には難しいこともあり，後述するMRI画像の所見（椎弓根部の骨髄浮腫様の信号変化）も合わせて，以下のように説明しています．

初期：専門医以外ではわかりにくい骨折線（亀裂），かつMRI画像所見がみられる．
進行期：専門医以外でもわかる骨折線，かつMRI画像所見がみられる．
終末期：専門医以外でもわかる骨折線，かつMRI画像所見がみられない．

　また，分離症の骨折線（骨吸収）は椎弓の腹尾側から始まることが判明しました[3]．これも早期診断に使える有力なCT画像所見です（図3）．

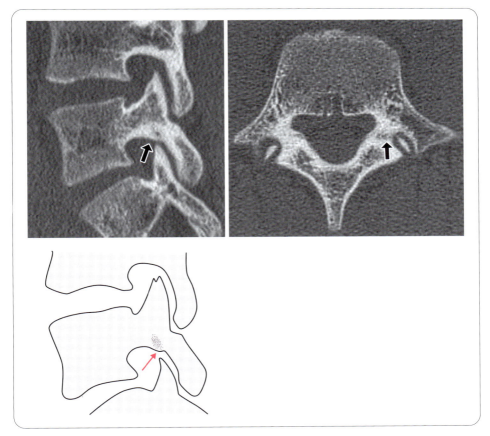

図3　分離症発生時における骨吸収像
椎弓の腹尾側にわずかに骨吸収像がみられる．ここから背頭側へ向かって骨折線が進行していく．

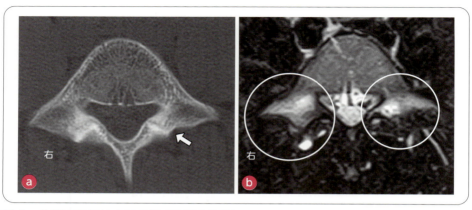

図4 分離症のはじまりの像（骨折する前）
a：CT画像．左側（矢印）にはhair line様の骨折線がみられるが（初期像），右側には骨折線がみられない．
b：MRI-STIR像．両側の椎弓根部に高輝度変化を認める（骨髄浮腫様所見）．CT画像所見と合わせ，右側は骨折が始まる寸前の像（超初期像）と考えられる．

MRIについて

　MRIが分離症の診療にもたらした功績は計り知れないと思います．MRIを導入することにより，分離症の早期診断ができるようになり，治療方針を決める大きな材料となりました．また病態の把握にもつながりました[4]．

・骨髄浮腫様変化

　CT画像で骨折線がはっきりする前に，MRI画像で椎弓根部に骨髄浮腫様の所見がみられることがわかりました．基本的にはT2強調脂肪抑制像の椎弓根高位を通るaxial像が見やすいと思いますが，最近ではSTIR像を用いています．もちろんsagittal像・coronal像も有用ですが，経過をみていくためにはaxial像が最適だと思います[5]．また，最近ではその信号変化が骨外にも広がっていることもわかり，分離症の病態把握につながりつつあります[6]．筆者らは，この骨外の信号変化は骨折部からの出血や骨折部周辺に生じた炎症（脂肪体炎や滑膜炎など）と考えています．

　筆者らは，単純X線画像やCT画像で骨折線が明らかではないが，MRI画像で椎弓根部の骨髄内に輝度変化を認める時期を，超初期としています[5]（図4）．

NOTE ○○○○○○○○○○○○○○○○○○○○○○○○○○○○○○○○○○○

分離症の類似疾患について

　発育期，特にスポーツ少年少女で分離症と同じような症状を訴える疾患もいくつかあり，成書にはあまり詳しく載っていないと思いますので，ここで紹介します．

仙骨疲労骨折

　分離症と同じようにスポーツ時の腰痛を訴えて来院することが多く，特に下位腰部の痛みを訴えるため，分離症と思いきや通常の腰椎MRI画像では何も所見がないという場合が多いようで，セカンドオピニオンとして来院されることも少なくありません．これまでの筆者の経験では，そのほとんどにランニング（長距離）が関与していました．

　仙骨疲労骨折は圧倒的に第1仙椎（S1）に多くみられます．なぜ一つの骨の塊である（動きのない）仙骨でS1だけに選択的に発生するかですが，実は子どもの仙骨は，まだ一つの骨の塊として完成しておらず，まるで腰椎のように分節化した構造のままのようで，古い資料を参考にしますと，それぞれの骨が癒合を開始するのが16～18歳で，多くが34歳までに完全に癒合して仙骨として完成すると書かれています．つまり子どもの仙骨は，腰の骨のように一つの骨の中で動いているようです（図5）．

　仙骨疲労骨折を見逃さないためには，仙骨まで含めたSTIRのcoronal像があればまずわかりやすいと思います（図6）[7]．しかし本疾患を疑ってなければ，それでも見逃す可能性がありますので要注意です．

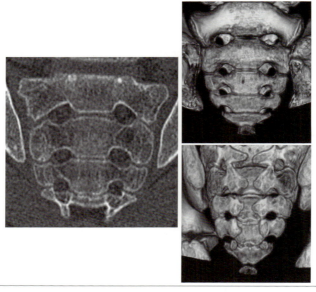

図5 発育期の仙骨のCT画像
仙骨が未完成であり，いまだ癒合しておらず分節化しているのがわかる．

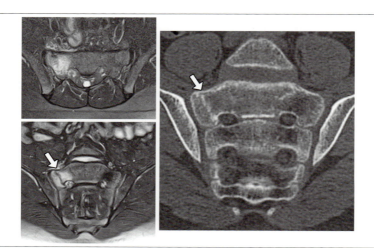

図6 右第一仙骨の疲労骨折像
9歳男児．矢印は骨折線．STIRのcoronal像を入れることにより，診断率は向上する．

（文献7より）

> **NOTE**
>
> ### pediculolysis〔椎弓根骨折（分離）〕と laminolysis〔椎弓骨折（分離）〕
>
> 　分離症は狭義では，関節突起間部の骨性の連続性がない状態を指しますが，ときに骨折線が椎弓根あるいは関節突起間部以外の椎弓に発生する場合があります．これらは通常の分離症がspondylolysisと呼ばれるのに基づいて，前者はpediculolysis[8]，後者はlaminolysisと呼ばれています[9]．
>
> 　椎弓根骨折（分離）は，反対側の終末期分離がみられる（先行する）ことがほとんどです．これまでの筆者の経験では，単独で発生した症例は皆無でした．一般的に椎弓根骨折は通常の分離症に準じた保存治療が効果的で，骨癒合が得やすいです．その理由は血行の良い海綿骨が多い部分での骨折だからと考えています．筆者の経験では，発育期に発生した椎弓根骨折で偽関節になってしまったと推測できる症例は1例のみしか経験していません（図7）．
>
> 　椎弓骨折（分離）は，椎弓を縦断するように骨折線が椎弓内部を走るため，単純X線側面像では骨折線がよくわかるのに，斜位像ではわかりにくいという現象が起こります．CT画像で見ると，椎弓が二重になっているのがよくわかります（図8）[9]．また椎弓骨折（分離）には，hemilaminarタイプとintralaminarタイプの2種類が存在しています[10]．
>
>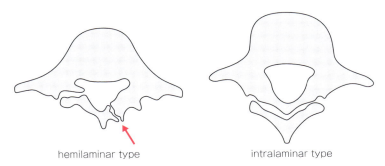
>
> 2つのタイプのlaminolysis

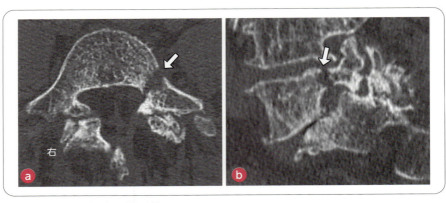

図 7　椎弓根骨折後の偽関節
79 歳男性．強い下肢痛と左下垂足を呈して受診．右側には関節突起間部の終末期分離（偽関節）がみられ，左側には椎弓根の偽関節がみられ（矢印），結果的に分離すべりを起こしていた．椎体の楔状変形もみられ，おそらく発育期に発生したものと考えられる．

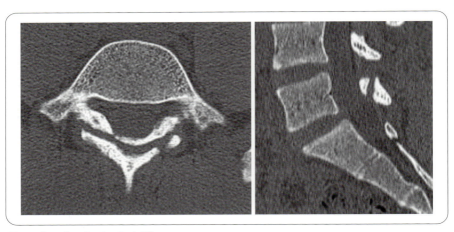

図 8　laminolysis の 1 例

（文献 9 より）

> **NOTE**
>
> ### Baastrup（バーストラップ）病
>
> 　いわゆるkissing spineによる棘突起間の痛みです．画像所見からは棘突起が肥大化し，伸展すると隣接する棘突起が衝突しているようにみえますが，棘突起の骨性変化に先行して棘突起間に滑液包炎が発生していることが指摘されています[11]．分離症と同様，腰椎後屈（伸展）時に強い痛みを訴えますが，ケンプテストは陰性のことが多く，腰椎回旋による要素は少なそうで，分離症とは"何か違う"という印象を受けます．
>
>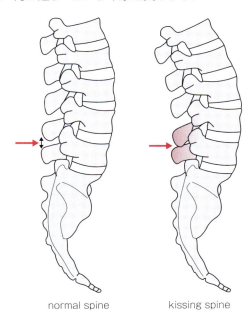
>
> normal spine　　　kissing spine
>
> 　MRIのSTIR像で棘突起間に高輝度の信号変化がみられることが多いですが，おそらく滑液包炎を反映しているものと思われます．透視下でのブロック注射で一時的にでも疼痛が改善することを確認します．

> **NOTE**
>
> **Bertolotti（ベルトロッティ）症候群**
>
> 　これもよく"なぞの腰痛"としてご紹介いただくことが多い疾患です．Richard（リチャード）氏病とも言われることも多いですが，どうやらBertolotti氏の発表が少しばかり早かったようです[12]．これは最尾側の腰椎と仙骨が完全または部分的に癒合している，いわゆる移行椎がある症例に腰背部痛が生じる症候群であり，動作時に移行椎の関節形成部周辺に痛みを生じることが多いです（図9）．30歳以下の腰痛患者さんのうち11.4％にBertolotti症候群を認めたとの報告[13]もあり，若年者の腰痛患者さんの鑑別診断に含めるべきでしょう．
>
> 　ただ，治療法は確立されておらず，筆者はごくまれに手術で骨切除をする場合もありますが，透視下ブロックで対応しているのが現実です[14]．

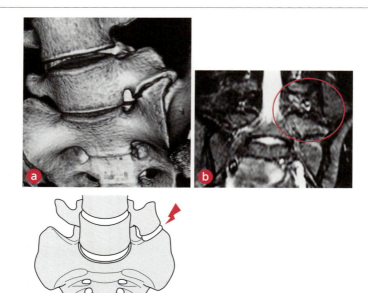

図9　Bertolotti症候群
17歳女性．運動時の左腰痛を訴え受診した．L5横突起が肥大化し，仙骨と関節形成しているのがわかる（a）．また関節形成部周辺の骨髄浮腫像がみられる（b）．

> **NOTE**
>
> **子どもの医療被曝低減のために**
>
> 　これまで腰椎分離症の診療において、正確な診断と疲労骨折としての進行度（ステージ分類）の把握および経過観察のためにCT撮影は欠かせない検査でした．しかしながら，昨今，あらゆる社会で放射線被曝が問題視されるようになり，医療現場における放射線被曝（医療被曝）も問題視され始めました．特に2012年に15歳以下の患者さんに頭部CTを2～3回撮影すると脳腫瘍のリスクが3倍となり，5～10回撮影すると白血病のリスクが3倍となることがLancetで報告され[15]，これまで以上に医療被曝に寄せる関心は深まったと言えます．
>
> 　昨今の診断用画像の技術の進歩は著しく，特にMRIの発展は目を見張るものがあります．最近ではMRIでCT画像のような像を構築することも可能となり，筆者も2021年より分離症をはじめとする脊椎脊髄疾患の診療にこれを取り入れています（本書執筆時ではbone like image，CT-like image，CT-like MRIなどと表現されていますが，そのうち呼称も統一されていくでしょう）（図10）[16]．
>
>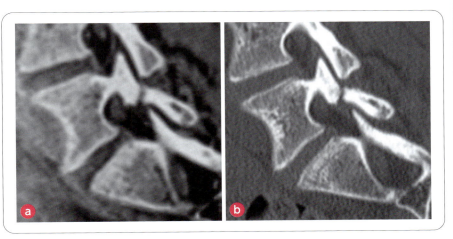
>
> **図10　終末期分離のbone like image**
> CT（a）そっくりな画像が，MRI（b）で撮像できるようになった．
>
> （文献16より）

現時点で，その解像度には限界があるかと感じてはいますが，子どもの医療被曝低減を第一に考えるのであれば，画像に頼るよりもわれわれ診療する側の考え方を変えて行くほうがよいのではないかと思います（**表1**）[16]．

表1 MRIだけで分離症の診療を進めるにあたっての現在の考え

		bone like image　骨折線 （STIRの高輝度変化と同高位・同側）		
		あり	なし	診断→治療方針
STIR 椎弓根部の 高輝度変化	あり	これまでの 初期・進行前期	これまでの 超初期	疲労骨折 →骨癒合を目指す
	なし	これまでの 進行後期・終末期	正常	分離症/正常 →状況に応じて判断

CTによる医療被曝低減のため，MRIだけで分離症の診療を進めていくにあたっての筆者らの考え

（文献16より）

文献

1) Morimoto M, et al：Is the Scotty dog sign adequate for diagnosis of fractures in pediatric patients with lumbar spondylolysis? Spine Surg Relat Res 3：49-53, 2018
2) Fujii K, et al：Union of defects in the pars interarticularis of the lumbar spine in children and adolescents. The radiological outcome after conservative treatment. J Bone Joint Surg Br 86：225-231, 2004
3) Terai T, et al：Spondylolysis originates in the ventral aspect of the pars interarticularis：a clinical and biomechanical study. J Bone Joint Surg Br 92：1123-1127, 2010
4) Sairyo K, et al：MRI signal changes of the pedicle as an indicator for early diagnosis of spondylolysis in children and adolescents：a clinical and biomechanical study. Spine (Phila Pa 1976) 31：206-211, 2006
5) Sakai T, et al：Significance of magnetic resonance imaging signal change in the pedicle in the management of pediatric lumbar spondylolysis. Spine (Phila Pa 1976) 35：E641-E645, 2010
6) Sakai T, et al：Extraosseous signal changes on magnetic resonance imaging in pediatric patients with early-stage lumbar spondylolysis. J Med Invest 68：136-139, 2021
7) Hama S, et al：Sacral fatigue fracture in children with sacral spina bifida occulta. J Pediatr Orthop B 25：278-282, 2016

8) Sairyo K, et al：Athletes with unilateral spondylolysis are at risk of stress fracture at the contralateral pedicle and pars interarticularis：a clinical and biomechanical study. Am J Sports Med 33：583-590, 2005

9) Sakai T, et al：Adolescents with symptomatic laminolysis：Report of two cases. J Orthop Traumatol 11：189-193, 2010

10) Miyagi R, et al：Two types of laminolysis in adolescent athletes. J Orthop Traumatol 13：225-228, 2012

11) Clifford PD：Baastrup disease. Am J Orthop 36：560-561, 2007

12) Quinlan JF, et al：Bertolotti's syndrome. A cause of back pain in young people. J Bone Joint Surg Br 88：1183-1186, 2006

13) Mann DC, et al：Unusual causes of back pain in athletes. J Spinal Disord 4：337-343, 1991

14) 林　二三男ほか：スポーツをきっかけとして発症したBertolotti症候群．日臨スポーツ医会誌 17：71-75．2009

15) Pearce MS, et al：Radiation exposure from CT scans in childhood and subsequent risk of leukaemia and brain tumours：a retrospective cohort study. Lancet 380：499-505, 2012

16) 酒井紀典ほか：CTを使用しない腰椎分離症診療の未来像．臨スポーツ医 40：532-537．2023

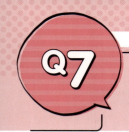

3. 腰椎分離症（疲労骨折）【治　療】

Q7 分離症の治療方針は？

治療方針について

　分離症の治療方針を決めるうえで最も重要になるのが，MRI画像とCT画像を用いた病期の把握です．病期については前項で述べましたが，病期に応じた保存治療の結果をまとめますので，参考にしてください（表1）．これは筆者ら（徳島大学グループ）の過去ほぼ20年に至る保存治療（スポーツ休止・装具療法のみ）の結果です．これをベースとして，本人・保護者と相談しながら治療方針を決めてください．

　ただし，"初診時にすでに反対側に終末期分離がみられる『進行期分離』"は保存治療の効果が少なく，骨癒合は期待しがたいです．特にL5のこのパターンは手強いです．これも参考になると思います[1]．

骨癒合を目指す場合

　CT画像とMRI画像から疲労骨折の状態を判断し，（超）初期～進行期までであれば骨癒合のチャンスがありますので基本的には保存治療の適応です．終末期では骨癒合のチャンスがないため疼痛管理，またときには手術を考えることになります．

　骨癒合を目指す場合，基本的にはスポーツ活動の中止と硬性装具の装着を勧めています．装着期間は初診時の病期でほぼ決まってしまいます（表1）．基本的には，早

表1　病期に応じた分離症の保存治療の成績

ステージ	骨癒合率	治療期間
超初期	100%	約2～3ヵ月
初期	90%以上	約3～4ヵ月
進行期	50～80%（ただしSTIR高信号変化あり）	約4～6ヵ月
終末期	0%	

筆者らが行ってきたスポーツ中止・硬性装具装着による保存治療の結果のまとめ．

期に診断ができるほど装着期間が短くなるので，いかに早く診断できるかが重要となります．

　硬性装具に関してですが，徹底した腰椎の伸展・回旋運動の制限を目的として，頭側は肋骨下部をしっかりホールドし，尾側は腸骨稜をホールドしつつ仙骨まで覆うような長さの硬性装具が必要となります．この硬性装具を使用するようになり，骨癒合率は非常に向上しました[2, 3]．筆者の前著『腰椎分離症のミカタ』の「治療装具のはなし」[4]も参考にしてください．

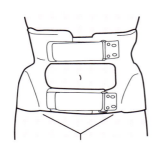 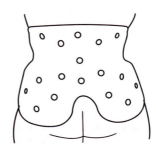

疼痛管理について

　分離症の症状としては，主に腰痛と下肢痛が挙げられますが，その原因（病態）は病期によって少し異なり，まずはこれを把握することで治療の仕方を考えていくべきでしょう．

分離症による腰痛について

　分離症が疲労骨折として発生・進行中の痛みは，いわゆる"骨折による痛み"と考えるとよいと思います．

　分離部が完成すると，そこはグラグラの関節のような状態になります．このように普通は関節ではない部分が関節のようになってしまうことを，ニセの関節と書いて偽関節（ぎかんせつ）と呼びます．分離症の好発部位である関節突起間部は，ちょうど頭側と尾側の椎間関節という関節に挟まれており，ここにもう一つのニセの関節ができると，関節が三つ連なる（交通する）ことになります（図1）．

　耐えがたい痛みを訴える分離症の患者さんの分離部に造影剤を少量注入（分離部造

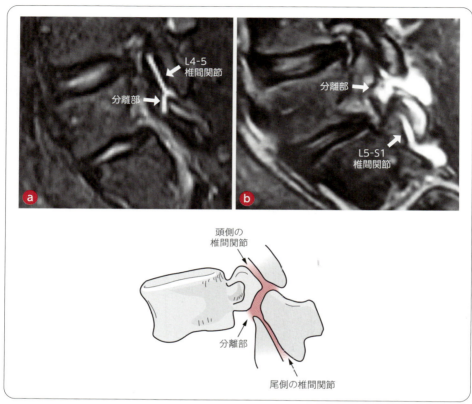

図1 痛みのある終末期分離症のMRI-STIR像
aでは分離部と隣接する頭側（L4-5）の椎間関節が交通し，bでは分離部と隣接する尾側（L5-S1）の椎間関節と交通してfluidの貯留がみられる（矢印）．

影）すると，分離部と隣接している上下の椎間関節との交通が確認できます[5]（図2）．また，筆者が手術を行った患者さんの分離部には，すべて滑膜様組織がみられました．これらのことから偽関節（終末期）となった分離症における痛みは，隣接する頭尾側の椎間関節と分離部が交通し，炎症を起こした結果（communicating synovitis）と考えています[6]．

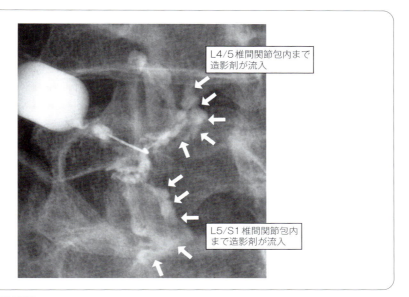

図2 分離部造影像
L5分離部に造影剤を注入すると，隣接する（L4-5およびL5-S1）の椎間関節包内に造影剤が流入するのがわかる．

治療：分離部ブロックについて

　治療としては，通常の腰痛に対する治療に準じて，炎症を抑える（抗炎症）効果を期待して，痛み止め（NSAIDs）や貼付剤の処方から始めますが，さらなる効果を得たい場合や痛みの原因が分離部にあることを確認したい場合には，分離部ブロックを行います[5]．後に述べる外科的治療（分離部修復）に踏み切る場合には，術前の分離部ブロックで痛みが軽減することを確認（痛みの原因の特定）は必須です．

　具体的には，透視下にブロック針を分離部に刺入し，造影剤を0.5 mLずつ注入していきます．典型的な場合には，前述したように分離部と交通した頭尾側の椎間関節の関節腔が造影されます（図2）．その後，局所麻酔剤を0.5～1.5 mL程度注入します．治療を目的とする場合には，少量のステロイド剤を併用することもあります．基本的に，分離部由来の痛みは，両側例でグラグラした椎弓（いわゆるfloating lamina）に起こるので，両側にブロックを行います．ブロック後に疼痛の状態を確認し，一時的にでも疼痛が消失していれば，分離部由来の痛みと診断します．

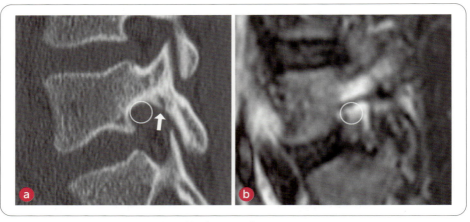

図 3 L5 初期分離で L5 神経根症状が出る理由
a の矢印は L5 初期分離の骨折線（骨吸収像ともいう）であり，円で囲んだ部位を L5 神経根が走行する．同部位の MRI-STIR 像をみると，神経根（円）周囲に高輝度変化がみられる（b）．これは骨折部周囲に生じた出血・炎症・浮腫の所見と考えられている．このような所見がみられる場合，神経根症状として下肢の痛みや張りなどを訴えることがある．

分離症による下肢痛について

　分離症による下肢痛や下肢の張りの原因（病態）も，病期によって異なります．

　四肢長管骨の疲労骨折では，骨折部の出血・炎症・浮腫が周囲の軟部組織にみられることが知られていますが，疲労骨折として進行中の分離症（初期～進行期）でも同様の現象が，骨折部（関節突起間部）の周囲に生じます（図 3）．この骨折部のすぐ近くに神経根が走行していますので，骨折部周囲の出血・炎症・浮腫が神経根に影響を与え，下肢の症状を起こすと考えられています[7]．

　偽関節となった終末期の分離症では，分離部が萎縮性あるいは骨増殖性の変化を起こします．この増殖した骨や分離部に生じた線維軟骨性組織（ragged edge/fibrocartilaginous mass）が神経根を刺激し，坐骨神経痛を起こすことがあります[8]．低年齢の患者さんでも坐骨神経痛を訴え受診することもあります（図 4）．軽い下肢しびれ感や，下肢の張りといった軽い症状であるため放置されていることも多いようですが，ときに手術適応となることもあります．

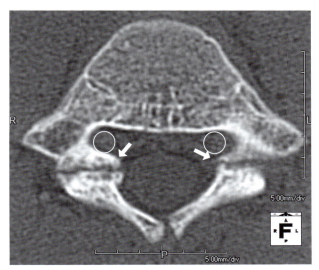

図4 7歳男児のCT画像
偽関節となった終末期の分離部の周囲に骨の増殖性変化を起こしており，この部分はragged edgeと呼ばれている（矢印）．この部分で神経根（丸印）を刺激し，坐骨神経痛を生じさせることがある．本症例は7歳と非常に低年齢であるが，坐骨神経痛を訴えて来院した．

また，分離症の患者さんでは，前述したように分離（疲労骨折）の発生時に，隣接する神経根に何らかの影響を与えていることは間違いなく，手術時の神経根の癒着が強くみられるということも覚えておいたほうがよいと思います．

L5がなぜ骨癒合しにくいのか？

これは筆者の前著『腰椎分離症のミカタ』[9]でも書きましたが，講演などをさせていただいた時にも，この話が面白かったという声も多くいただきますので，再度述べさせていただきます．

- **L5は治りにくい**

筆者が研修医の頃から，分離症は最尾側腰椎（一般的にはL5）に多いことは言われていましたし，その理由としては「一番下やから荷重が一番大きいからや」と先輩に言われてきました．確かに，筆者が以前，2,000名の腹部CTを用いて一般成人における分離症の頻度調査をした結果，みられた分離症の9割以上が最尾側腰椎（L5）で，すべて終末期分離でした[10]．このことは，狭義の「関節突起間部の骨性の連続性がない」状態を，"完成した分離症"とすると，"完成した分離症"の9割以上はL5

であるという結果と考えられます.

• **発育段階の分離症**

　ところが，発育期に腰痛を訴えて受診される患者さんにおける MRI 画像所見から，疲労骨折として"発生段階の分離症"の調査をしてみますと，L5 は 6 割強程度にすぎず，L4 が 2 割 5 分，L3 が 1 割弱と，意外にも"発生段階の分離症"は，L3 や L4 にも多く発生しているということがわかりました[11]．また，この研究の母集団においては，頭側ほど骨癒合率が高い（L3＞L4＞L5）という結果が得られました．

　これらのことは，L3 や L4 などは分離症が発生したとしても治りやすく（骨癒合しやすく），L5 は分離症が発生しやすい部位であるだけでなく治りにくい（骨癒合しにくい）高位ではないかと考えさせられる結果でした.

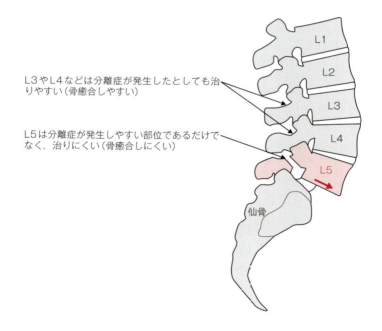

- **L5特有の解剖学的特徴について**

では，なぜL5は治りにくい（骨癒合が得にくい）のでしょうか？これは，いまだにしっかりとしたエビデンスがあるとは言いがたいのですが，以下に筆者が解剖学的特徴から推測した考えを示します．

骨折に限らず，組織修復のためには血行が重要です．組織にとっての血液は，われわれにとっての食事（栄養）です．よって血行が途絶えた骨折は，栄養が行き届かないため骨癒合ができず偽関節を形成します．骨がつかずに完成してしまった（終末期）分離症は，偽関節のひとつです．この背景には必ず骨癒合しなかった何らかの理由があると考えられます．

今は絶版となっている古い解剖学の教科書に，L5椎骨に墨汁を注入し骨内の血行を見た図が載っています（図5）[12]．この図をよく見てください．上関節突起と下関節突起は血行が豊富にみえるのに，分離症の好発部位である関節突起間部では血行が途絶えているようにみえます．このように関節突起間部は，頭尾側からの血行の分水嶺になっていると考えられます．

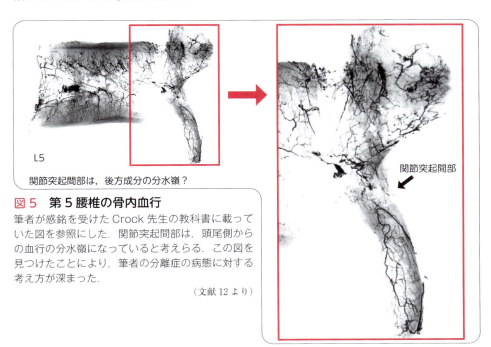

図5　第5腰椎の骨内血行
筆者が感銘を受けたCrock先生の教科書に載っていた図を参照にした．関節突起間部は，頭尾側からの血行の分水嶺になっていると考えらる．この図を見つけたことにより，筆者の分離症の病態に対する考え方が深まった．

（文献12より）

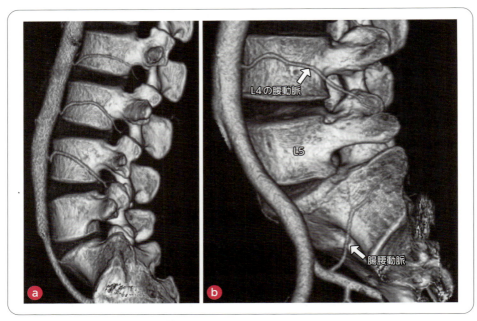

図 6　血管造影後 3D-CT 画像
腰（分節）動脈が，最尾側腰椎である L5 にはみられないことがわかる (a)．L5 の上関節突起には L4 の腰動脈の枝が，下関節突起には腸腰動脈が分布していることがわかる (b)．

　また，これはあまり知られてなかったと思いますが，腰椎の後方成分（椎弓）を養う腰（分節）動脈について，基本的に腰動脈は第 2 胸椎 (T2) から第 4 腰椎 (L4) までしかありません．Rothman-Simeone の『The Spine』[13] というテキストの腰椎の後方成分を養う腰（分節）動脈についての記載からすると，L5 には腰動脈は存在せず，L4 の腰動脈からの"おこぼれ"（そのためか L4 の腰動脈の口径は他の 2 倍以上とのこと）と，骨盤の内腸骨動脈から分かれた腸腰動脈で，L5 の後方成分が養われていることがわかります．L5 の血行が他の高位の腰椎と異なることが推測されました（図 6）．

　その後，筆者らは血管造影後の CT 画像を解析し，L5 周辺の血管分布は非常に variation に富んでいることを見つけて，報告しました[14]．ちなみに前述のような教科書的な分布は，約 5 割程度にしかみられませんでした．分離症とこの血管分布の

関係も調べて報告もしましたが[15]，いまだ強いエビデンスが得られたとは言えていません．しかしながら，分離症が偽関節である限り，筆者は必ず何らかの関連があると信じています．

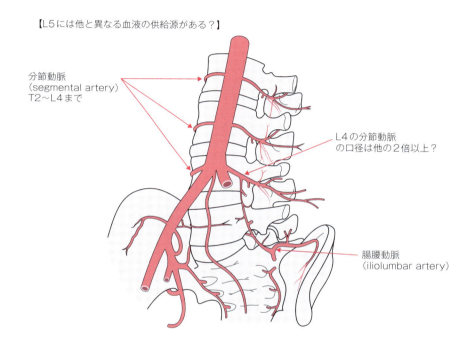

【L5には他と異なる血液の供給源がある？】

分節動脈（segmental artery）T2〜L4まで

L4の分節動脈の口径は他の2倍以上？

腸腰動脈（iliolumbar artery）

また，以前から分離症患者さんがすべり症になるかどうかの予測因子として，罹患椎の横突起の大きさ（縦幅）が挙げられていましたが[16]，こういった解剖学的構造もL5とそれ以外の椎体との間に違いがあります．例えば，L5横突起には他の高位の腰椎と異なり，腸腰靱帯という強固な靱帯が付着しており，こういうことも分離症の発生や骨癒合率に何らかの影響を与えていると思われます（図7）．

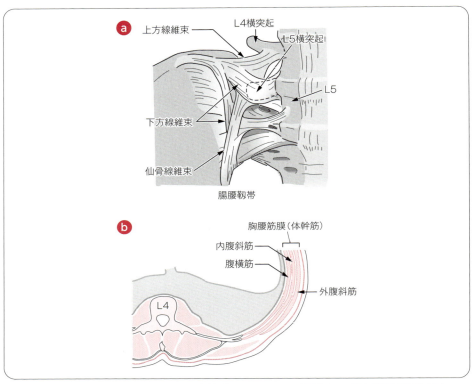

図7 L5周囲の詳細な解剖（a）と体幹筋とL4までの腰椎との解剖学的関係（b）
a：L5の横突起周囲には腸腰靱帯がびっしりと付着している．
b：体幹筋は胸腰筋膜となり横突起に付着している．

文献

1) Sakai T, et al：Bony healing of discontinuous laminar stress fractures due to contralateral pars defect or spina bifida occulta Spine Surg Relat Res 3：67-70, 2018
2) Sairyo K, et al：Conservative treatment for pediatric lumbar spondylolysis to achieve bone healing using a hard brace：what type and how long? : Clinical article. J Neurosurg Spine 16：610-614, 2012
3) Sakai T, et al：Conservative treatment for bony healing in pediatric lumbar spondylolysis. Spine (Phila Pa 1976) 42：E716-E720, 2017
4) 酒井紀典：治療装具のはなし．腰椎分離症のミカタ，西良浩一監，文光堂，東京, 28, 2019
5) 酒井紀典：スポーツ選手における腰痛の各種ブロック療法．臨スポーツ医 30：733-737, 2013
6) Sairyo K, et al：Painful lumbar spondylolysis among pediatric sports players：a pilot MRI study. Arch Orthop Trauma Surg 131：1485-1489, 2011

7) Sairyo K, et al：Causes of radiculopathy in young athletes with spondylolysis. Am J Sports Med 38：357-362, 2010

8) Sairyo K, et al：A new endoscopic technique to decompress lumbar nerve roots affected by spondylolysis. Technical note. J Neurosurg 98 (3 Suppl)：290-293, 2003

9) 酒井紀典：分離症の治りやすい，治りにくいってあるの？（脊椎高位の話）．腰椎分離症のミカタ．西良浩一監，文光堂，東京，29-32, 2019

10) Sakai T, et al：Incidence of lumbar spondylolysis in the general population in Japan based on multidetector computed tomography scans from two thousand subjects. Spine (Phila Pa 1976) 34：2346-2350, 2009

11) Goda Y, et al：Analysis of MRI signal changes in the adjacent pedicle of adolescent patients with fresh lumbar spondylolysis. Eur Spine J 23：1892-1895, 2014

12) Crock V Henry, et al：An Atlas of Vascular Anatomy of the Skeleton and Spinal Cord, Mosby, St.Louis, 1996

13) Harry NH, et al：Rothman-Simeone The Spine—脊椎・脊髄外科 原著5版．小宮節郎ほか監訳，金芳堂，京都，56-58, 2009

14) Tezuka F, et al：Variation in arterial supply to the lower lumbar spine. Eur Spine J 25：4181-4187, 2016

15) Tezuka F, et al：Distribution of the spinal arteries in adult patients with lumbar spondylolysis. J Med Invest 67：62-66, 2020

16) Ohmori K, et al：Vertebral slip in lumbar spondylolysis and spondylolisthesis. Long-term follow-up of 22 adult patients. J Bone Joint Surg Br 77：771-773, 1995

Q8 3. 腰椎分離症（疲労骨折）【治　療】
すべりが進むとどうなるの？

すべりの進行について

　分離症が完成してしまうと，後方の支持性がなくなるので，主に椎体や椎間板からなる前方要素の負担が増えます．この前方要素の支持が破綻した場合，"すべり"を生じます．分離症が発生するのは，ほとんどが発育期です（例外もあります）．

　発育期の脊椎には，椎体と椎間板の間に成長軟骨板（骨端線）が存在します．この成長軟骨板は発育とともに徐々に骨となり（二次骨化核の出現），最終的には成熟した大人の骨になります．

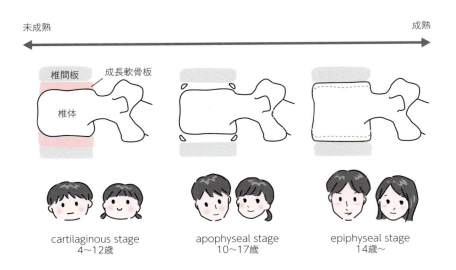

　この成長軟骨板は椎体や椎間板など他の要素よりも脆弱です．ここに大きな負荷をかけた場合，まずこの成長軟骨板が破綻することが知られています[1]．よって成長軟骨板が存在する未成熟な脊椎においては，この成長軟骨板が"分離すべり"の舞台となります．ちなみに変性すべり症においては，椎間板の変性がベースにあるので椎間板が"すべりの舞台"です．

このような理由から，分離症が完成する（後方支持性がなくなる）のが低年齢であるほど，"すべり"が生じやすくなると言えます．実際，発育期の分離症の患者さんを後ろ向きに調査しますと，単純X線画像側面像で（L3を基準として），二次骨化核がいまだ見えない時期（cartilaginous stageと呼んでいます）に分離症が完成した場合には80％の患者さんが，二次骨化核が見えてきた時期（apophyseal stage）では11％の患者さんが，6年後にはすべりが発生していました．ちなみに骨が成熟しきってから（epiphyseal stage）は，すべりは皆無でした（図1）[2]．以上より，骨年齢を見ることで分離すべり症が発生するかどうかのリスク評価をすることができます．

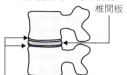

【変性すべりと分離すべりの舞台の違い】
変性すべりは椎間板がすべりの舞台
椎間板
成長軟骨板
発育期の脊椎には成長軟骨板が存在し，大きな負荷で破綻するためここが分離すべりの舞台となる

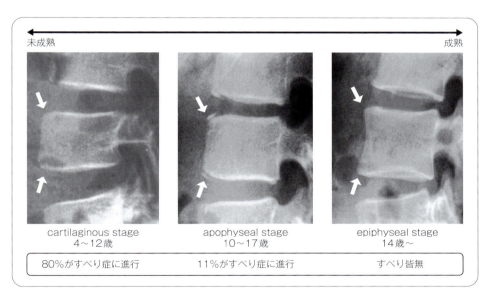

未成熟　　　　　　　　　　　　　　　　　　　　成熟

cartilaginous stage 4〜12歳	apophyseal stage 10〜17歳	epiphyseal stage 14歳〜
80％がすべり症に進行	11％がすべり症に進行	すべり皆無

図1　骨年齢と分離すべり発生の関係
第3腰椎の単純X線側面像を示す．椎体の隅角（矢印）に注目する．cartilaginous stageでは，隅角に二次骨化核が見えず全体に角が丸くみえる．apophyseal stageでは，隅角に二次骨化核（矢印で米粒のように見える骨）が見えている．epiphyseal stageでは，角がはっきりした成熟した骨になっている．

（文献2より）

NOTE ○○○○○○○○○○○○○○○○○○○○○○○○○○○○○○○○○○○○○

分離すべりの二峰性について：すべったらどうなる？

　前述したように，分離すべりの舞台は成長軟骨板で，変性すべりの舞台は椎間板です．よって分離すべりは発育期に発生し，発育が終了するとすべらないと述べましたが，正確には違います．分離すべりの患者さんも加齢変化を積み重ねていきます．つまり分離すべりの患者さんにも椎間板変性が加わってきます．こうなると変性すべりの要素も加わってきます．よって，これらを加味すると，分離すべりが発生（進行）する年齢層は，発育期と中年以降の二峰性であると言えます（図2）．

　残念ながら分離症が完成してしまい，すべり症になってしまった場合，その後どのような予後になっていくのでしょうか？発育期で腰椎の下垂症（ptosis）になった症例や，先天的な要因がある症例などを除き，通常の分離すべり症の場合，手術になるのは自験例，過去の論文を通しても，そのおおよそが40歳以降です．正確なデータではないですが，筆者が調べたところ海外では平均が50歳台，わが国では60歳台でした．この年齢層から考えますと，やはり椎間板や椎間関節の変性の進行が背景にあると考えられます．過去にも報告があるように[3]，分離症があるからこそ椎間板や椎間関節の変性が進行しやすい，とも考えることができ，分離症はやはり発育期で治療しておく意義があると言えます．

　中高齢で手術になる症状は，分離すべりの高位の椎間孔狭窄によるものが圧倒的に多いです．ただし，分離すべり症になった人すべてが手術を要するようになるわけではないことも覚えておいてほしいです．

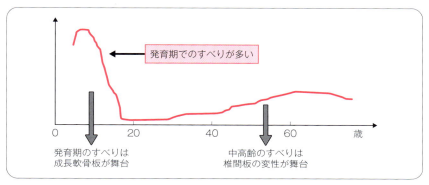

図2 分離症がすべりを伴うようになる好発年齢は二峰性

「分離すべり」は発育期に発生し低年齢で完成してしまうと，成長軟骨板に負担が増え，成長軟骨板ですべる．いったん身体が成長し成長軟骨が閉じ，骨が成熟してしまうとすべらなくなる．しかしながら，分離すべりの患者さんも加齢変化を積み重ねていき，加齢とともに椎間板の変性が加わってくる．こうなると「変性すべり」の要素も加わってくる．よって，分離すべりが発生（進行）する年齢層は，発育期と中年以降の二峰性であると言える．

文献

1) Sairyo K, et al：The pathomechanism of isthmic lumbar spondylolisthesis. A biomechanical study in immature calf spines. Spine（Phila Pa 1976）23：1442-1446, 1998
2) Sairyo K, et al：Development of spondyloltic olisthesis in adolescents. Spine J 1：171-175, 2001
3) Goda Y, et al：Degenerative changes of the facet joints in adults with lumbar spondylysis. Clin Spine Surg 30：E738-E742, 2017

3. 腰椎分離症（疲労骨折）【治療】

Q9 分離症の手術治療の適応・方法は？

　分離症に対する手術はいろいろありますが，ここでは分離した部分をつなぐ「分離部修復術」に絞って，話を進めます[1]．筆者は「分離部修復術」の適応について，以下のように考えています．

分離部修復術の適応について

・終末期分離症であること

　CT画像で分離部周囲に骨硬化がみられる，いわゆる偽関節像がみられる症例です．疲労骨折として発生段階の分離症（初期・進行期）は，保存治療で骨癒合の可能性があるので，まずは保存治療を優先すべきでしょう．最近では再発例や保存治療抵抗性と予想される症例に限っては手術を行うという選択肢もありますが[2]，子どもにメスを入れるにあたっては十分に相談し，お互いの信頼関係を築くことが重要でしょう．

・痛みが分離部由来であること

　当然のことですが，最も重要なのは痛みの原因が分離部であることです．痛みの原因が分離部でないのに，分離部を修復しても痛みが治ることはないでしょう．

・骨年齢が十分成熟していること

　基本的には発育段階の身体には，できる限りメスは入れないほうがいいと思いますので，筆者は骨年齢が十分成熟した患者さんを手術適応と考えています．

分離部修復術の方法について

　分離部修復術の歴史については，筆者の前著（『腰椎分離症のミカタ』[3]）に詳しく書いていますので，そちらを参考にしてください．ここでは現在筆者が行っている二つの方法について述べます（図1）．

・椎弓根スクリューフックロッド法（PS-Hook-Rod法）

　Tokuhashiらの方法に経皮的椎弓根スクリュー（PPS）を適用し，PPSとフックロッドを用いた低侵襲治療を行っています[4,5]．

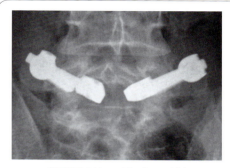 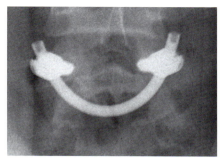

椎弓根スクリューフックロッド法
復帰まで時間をかけても骨癒合を優先したい
single-level
分離部除圧を要しない

スマイリーフェイスロッド法
骨癒合よりも早く復帰したい
multi-level
分離部除圧を要する

図1　分離部修復術（筆者の使い分け）
筆者の使い分けについて提示する．それぞれの利点があるので，患者さん（保護者含め）とよく相談して決めてほしい．

● スマイリーフェイスロッド法（Smiley Face Rod法）

Ｖ型ロッド法にPPSを用いた方法を行っています．われわれの方法ではロッドをＵ字にすることで椎弓をロッド全体で圧迫するようにしています．術後のＸ線正面像からスマイリーフェイスロッド法と呼んでいます[6]．

文献

1) 酒井紀典ほか：腰椎分離症．Orthopaedics 29：111-117, 2016
2) Gamada H, et al：Minimally invasive screw fixation of non-pseudoarthrotic lumbar spondylolysis for early return to sports. Cureus 13：e18323, 2021
3) 酒井紀典：手術治療．腰椎分離症のミカタ．西良浩一監，文光堂，東京，48-49, 2019
4) Tokuhashi Y. et al：Repair of detects in spondylolysis by segmental Pedicular screw hook fixation. A preliminary report. Spine. 21：2041-2045, 1996
5) Takata Y, et al：Clinical outcome of minimally invasive repair of pars defect using percutaneous pedicle screws and hook-rod system in adults with lumbar spondylolysis. Ann Orthop Rheumatol 2：1013, 2014
6) Sumita T, et al：V-rod technique for direct repair surgery of pediatric lumbar spondylolysis combined with posterior apophyseal ring fracture. Asian Spine J 7：115-118, 2013

3. 腰椎分離症（疲労骨折）【予防など】

分離症の発生（再発）予防は？

　当然のことですが，ベストは分離症を発生させないことです．そのためには多方面からのアプローチが必要だと考えられます．筆者のアイデアも含め以下に示します．

患者さん側の要因

　腰部への負荷を低減するための体幹トレーニングのほか，胸郭・股関節の柔軟性の獲得に，常日頃から取り組むべきです．特に注意してほしいのは，骨が未成熟な状態での"筋トレ"の方法です．単純X線画像を見れば骨が成熟しているかどうかはわかりますが，全員に単純X線撮影をするわけにはいきません．よって，まずは身長が伸び切った（成長が止まった）かどうかがひとつの基準になるのではないかと思います．身長が伸びている子どもには大きな負荷をかける筋トレは控えて，等尺性トレーニングを中心とした運動が良いかもしれません．

　また，剣道における胴，サッカーにおけるレガース，野球におけるヘルメットなどのように，予防対策としてスポーツ時に何らかのコルセットを巻いておくというのもひとつのアイデアだと思います．特に，胸郭や股関節が硬い子ども，体幹筋力が弱い子ども，親が分離症をもっている，などの要素がある子どもには，勧めてよいかもしれません．

環境側の要因

　疲労骨折の予防として考えると，スポーツのやりすぎが大きな原因ですので，練習量を減らし，合理的かつ効率的・効果的な活動となるように取り組むべきです．平成30年に，スポーツ庁から『運動部活動の在り方に関する総合的なガイドライン』[1]が策定・公表されました．そこでは，学期中は，週あたり2日以上の休養日を設ける，オフシーズンを設ける，1日の活動時間は平日では2時間程度，などの基準が述べられているので，関係者は認識しておくべきです．

医療従事者側の要因

　現場で疑いのある子どもをスクリーニングできれば，もっと早く，骨折する前に見つけることが可能だと思います．そのようなスクリーニングができるような医療従事者と保護者・指導者との良好な関係と連携システムを構築することも非常に重要だと思います．

文献

1) 運動部活動の在り方に関する総合的なガイドライン：スポーツ庁．https://www.mext.go.jp/sports/b_menu/shingi/013_index/toushin/__icsFiles/afieldfile/2018/03/19/1402624_1.pdf（2024年9月閲覧）

4

腰椎椎間板
ヘルニア

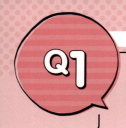

4. 腰椎椎間板ヘルニア 【病　態】

腰椎椎間板ヘルニアって何？

ヘルニアとは

　まず，「ヘルニア」という言葉について説明します．「ヘルニア」とは臓器が本来あるべき場所から"はみ出た状態"を指し示す言葉です．例えば，"脱腸"という言葉を聞いたことがあると思いますが，これは鼠径部などの組織の弱い部分から腸が"はみ出た状態"であり，はみ出ている部位の名前を取って「鼠径ヘルニア」や「大腿ヘルニア」などの名称がついています．よって「椎間板ヘルニア」というのは，椎間板が本来あるべき場所から"はみ出た状態"を指しています．

椎間板ヘルニア

　椎間板は髄核を線維輪が取り囲み，まるでアンパンのような構造をしています．椎間板ヘルニアはパン生地の皮（線維輪）が破れて餡〔髄核〕がはみ出てきたような状態を想像するとわかりやすいと思います．

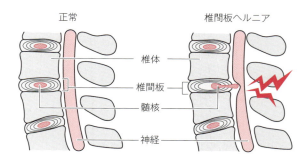

　アンパンをギュッと上から押した状態を想像してもわかるかと思いますが，餡がはみ出す一歩手前の状態から完全に餡がこぼれ落ちた状態まであるように，椎間板ヘルニアにはいろいろなタイプがあります．そのタイプ分けは時代背景により少し変わりますが，1971年（Macnabら）には，
- 膨隆型（protruded type）
- 線維輪部分断裂を伴う突出（prolapsed type）
- 線維輪完全断裂を伴う脱出（extrusion type）

- ヘルニアが遊離した髄核分離（sequestrated type）

の4型に分類されていました．

1980年（アメリカ整形外科学会）には，
- 髄核膨隆（intraspondy nuclear herniation）
- 髄核突出（prolapsed type）
- 髄核脱出（extrusion type）
- 髄核分離（sequestrated type）

と改訂されました（図1）．

さらに，現在では髄核脱出（extrusion type）を後縦靱帯の穿破の有無により，
- subligamentous extrusion type
- transligamentous extrusion type

と分け，髄核膨隆はbulging typeと表現するようになっています．

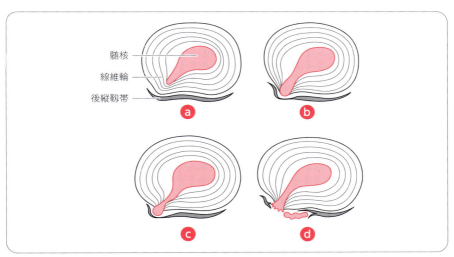

図1　腰椎椎間板ヘルニアの形態による分類
a：髄核膨隆．b：髄核突出．c：髄核脱出．d：髄核分離．

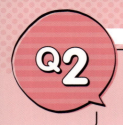

4. 腰椎椎間板ヘルニア 【病　態】

Q2 子どもの腰椎椎間板ヘルニアの患者ってどのくらいいるの？

　腰椎椎間板ヘルニアの好発年齢は 20〜40 歳台とされています．小児の腰椎椎間板ヘルニアの頻度は少なく，推定頻度は全人口の 0.1〜0.2％と報告されています[1]．12,058 名のフィンランドで生まれた赤ちゃんを 28 歳まで追跡調査した結果では，15 歳までに腰椎椎間板ヘルニアで入院した人は皆無であったそうです[1]．また 10 歳未満の報告はまれで症例報告が認められるのみです[2]．

子どもの腰椎椎間板ヘルニアの診断における大切なこと

　ここで子どもの腰椎椎間板ヘルニアの診断における注意点について述べますが，まず脊椎の発育についての基礎的知識を整理したいと思います．脊椎の発育について詳細に書かれている教科書は少なく，古い教科書を紐解くしかないのが現状です．

　まず生誕時，脊椎には，三つの一次骨化核（primary center）がみられ，これが一つは椎体として，また左右の二つは神経弓（neural arch）として徐々に発育してい

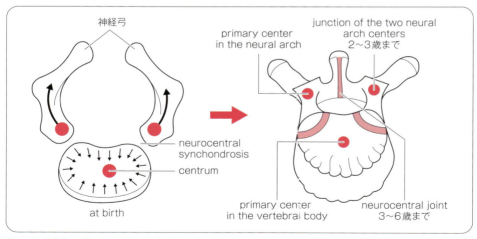

図 1　脊椎の成長について（幼稚園くらいまで）

（文献 3 より）

き椎弓を形成します．この左右の neural arch が合流するのは 2～3 歳とされ，またこれらが椎体と合流するのは 3～6 歳とされています．幼稚園くらいまでは neuro-central joint は遺残しているとされています（図 1）[3]．

次に，いわゆる成長期を迎える頃になると，脊椎周辺には二次骨化核が出現してきます（図 2）[4]．単純 X 線画像や CT 画像などでは棘突起や横突起の先端，また椎体の周囲に ring を描くように二次骨化核が見えてきます．本来，椎体終板には成長軟骨板があり，これが徐々に骨化していくことで背が伸びていきます．ちょうど二次骨化核が見えてきた時には，これを頭側からみるとリング状に見えるので apophyseal ring と呼んでおり，これが完全に成長し椎体が成熟した状態になるとこの部分は epiphyseal ring と呼んだりします．

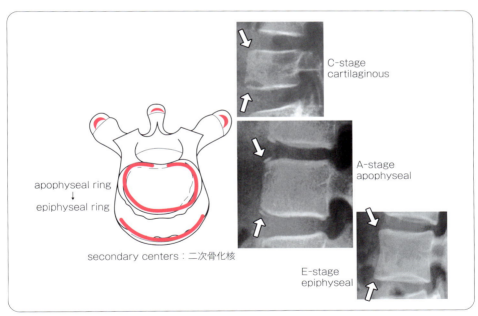

図 2　脊椎の成長について（小学生くらい以降）

（文献 4 より）

ちなみに，この成長軟骨板は長管骨と同じく脆弱で，負荷がかかると椎間板よりも先にこの部分が破綻します[5]．よって低年齢で分離症が完成し後方支持要素が破綻す

ると，前方の成長軟骨板にかかる負荷が増えすべり（分離すべり）を生じやすくなります（図 3）[6]．言い換えると，分離すべりは Salter-Harris 分類で有名な骨端線損傷のひとつと考えられます（図 4）．

　ここで言いたいのは，子どもの場合，MRI 画像で椎間板ヘルニアのように見えても，実は後方の骨端線損傷による終板障害（いわゆる後方骨端輪骨折）である可能性があるということです．二次骨化核ができてから（いわゆる A-ステージ）であれば CT 画像で判別できるかと思いますが，二次骨化核ができる前（いわゆる C-ステージ）では，骨化が始まる前の軟骨輪が突出しているため，ヘルニアとの鑑別は難しくなります．ただし，椎間板ヘルニアの場合は，通常椎間板変性がベースにあるため，これがヒントになります（図 5）．ちなみに，子どもの腰椎の MRI 画像で Modic 変化をみると，まず終板障害を疑うべきです[6]．

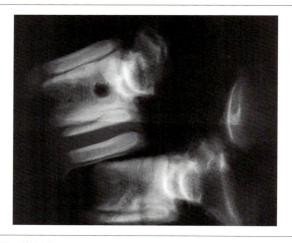

図 3　成長軟骨板は椎間板より弱い
成長軟骨板が椎間板よりも脆弱であることが示された画像．

（文献 6 より）

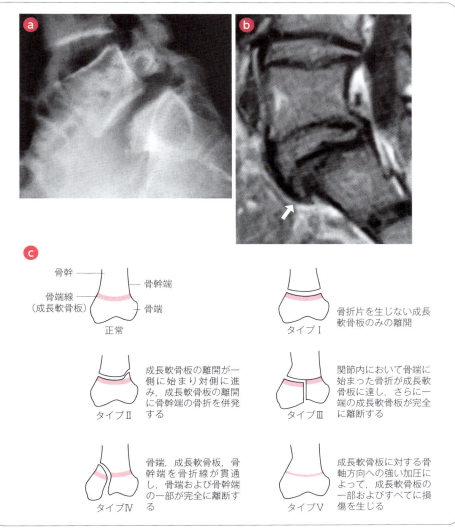

図4 分離すべり：骨端線（成長軟骨板）損傷と Salter-Harris 分類
分離すべりの単純 X 線画像（a）とその MRI 画像（b）であるが，すべって（ズレて）いるのが椎間板ではなく，その少し尾側（成長軟骨板）であることがわかる（矢印）．c は四肢長管骨の Salter-Harris 分類であるが，分離すべりはタイプIIあるいはタイプIIIの骨端線損傷であると言える．

Q2　子どもの腰椎椎間板ヘルニアの患者ってどのくらいいるの？

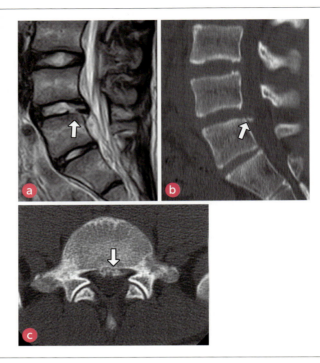

図5 椎間板ヘルニアの見極め
a：MRI画像．パッと見は椎間板ヘルニアのようにみえるが，よく見ると軟骨性終板の途絶（矢印）がみられ，また椎間板の変性はほどんどない．
b：CT画像．突出しているのが骨性成分であることがわかる．
c：CT画像．後方骨端輪の骨折部が脊柱管に突出している．

文献

1) Zitting P, et al：Cumulative incidence of lumbar disc diseases leading to hospitalization up to the age of 28 years. Spine (Phila Pa 1976) 23：2337-2343, 1998
2) Dang L, et al：A review of current treatment for lumbar disc herniation in children and adolescence. Eur Spine J 19：205-214, 2010
3) Anthony J. R et al：The Pediatric Spine I：Development and the Dysraphic State (Principles of Pediatric Neurosurgery). 16, Springer, 1989
4) Sairyo K. et al：Development of spondylolytic olisthesis in adolescents. Spine J：171-175. 2001
5) Sairyo K, et al：The pathomechanism of isthmic lumbar spondylolisthesis. A biomechanical study in immature calf spines. Spine (Phila Pa 1976) 23：1442-1446, 1998
6) Manabe H, et al：Role of growth plate (apophyseal ring fracture) in causing Modic type changes in pediatric low back pain patients. Eur Spine J 30：2565-2569, 2021

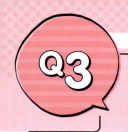

4. 腰椎椎間板ヘルニア 【治療】

Q3 子どもの腰椎椎間板ヘルニアってどうやって治すの？

　子どもに限らず腰椎椎間板ヘルニアの治療は，まず保存治療が優先です．ただし，MRI画像を見て，先に述べたように椎間板が"はみ出た状態"にあるからといって，安易に椎間板ヘルニアと確定してしまうのは危険です．後方骨端輪骨折の可能性を念頭において診断するべきでしょう．

　また，本書の1-Q2「側弯症に種類はあるの？」(p.4) でも述べていますが，逆に腰椎椎間板ヘルニアによって腰痛や下肢痛がある子どもの場合，側弯を主訴として来院することがありますので，こちらも注意を要します．

　椎間板ヘルニアと確定できた場合，基本的には成人と同様，腰椎椎間板ヘルニアの診療ガイドラインなどの成書に従って治療方針を立ててください[1]．子どもにおいても保存治療が原則ですが，手術が望ましい場合もあり，個々に合わせた適切な治療選択が必要です．

NOTE

子どもの腰椎椎間板ヘルニアの症状の特徴と，手術のタイミングについて

　筆者の個人的見解を含むことを前提に読んで下さい．成人の腰椎椎間板ヘルニアの場合，腰痛のほか下肢痛・下肢麻痺などを伴って受診されることが多いですが，子どもの場合は，腰痛のみあるいは下肢痛というよりも下肢の硬さ（下肢が挙がらない）・張りなどを訴えて受診されることが多い印象です．「5. 腰椎終板障害」(p.126) でも後述しますが，成人のように髄核が脱出して神経根に炎症を起こすというメカニズムとは異なる印象です．

　また，成人では一般的に腰椎椎間板ヘルニアは自然経過によってヘルニア塊の吸収が期待でき，まずは目安として3ヵ月の保存治療が基本となっています．

しかしながら，痛がっている子どもに「3ヵ月待て」とはなかなか言えないのが現実です．また強い鎮痛剤などによる積極的な薬物療法も躊躇されると思います．個人的には痛みの程度を見て早目に手術を選択したほうがよい場合も多いだろうと思います．ただし，手術は子どもの手術に慣れた医師に担当してもらうのがよいでしょう．

　リハビリテーションも重要です．腰椎椎間板ヘルニアの場合，考え方としては，治すためのリハビリテーションではなく，カラダの中に椎間板ヘルニアを起こした原因（カラダの硬さなど）があるはずなので，その原因をなくすためのリハビリテーションと考えたほうがよいでしょう．つまり"肉体改造"が必要だということです．

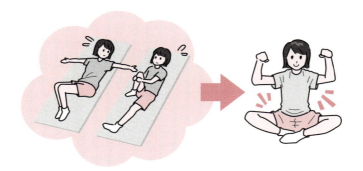

NOTE

コルセットは必要？

これも筆者の個人的見解となりますが，コルセットを着けて腰椎椎間板ヘルニアが治るとは思わないほうがよいでしょう．実際，コルセットの有効性を検証した（高いレベルの）文献は見当たりません．ただし，腰を動かすと痛い場合に局所（腰部）を安静にすれば痛みは楽になりますので，そういった場合にコルセットを装着すれば，理論上痛みは改善するはずです．しかし，じっとしていても痛い場合，局所安静（コルセット）の効果はないでしょう．状況をみて使用の判断をすべきだと思います．

また腰椎椎間板ヘルニアの手術後のコルセットですが，これも有効性を証明するのは難しそうです．コルセットを使用してもしなくても術後成績は変わらないという報告もあります[2]．筆者はコルセットを使用していますが考え方として，前述したように腰椎椎間板ヘルニアを起こしたカラダをリハビリテーションで"肉体改造"できるまでの間，体幹筋の代替として適用しています．

📖 文献

1) 日本整形外科学会，日本脊椎脊髄病学会：腰椎椎間板ヘルニア診療ガイドライン 2021 改訂第 3 版．日本整形外科学会，日本脊椎脊髄病学会監，日本整形外科学会診療ガイドライン委員会/腰椎椎間板ヘルニア診療ガイドライン策定委員会編，南江堂，東京，2021.
2) Zoia C, et al：Usefullness of corset adoption after single-level lumbar discectomy：a randomized controlled trial. J Neurosurg Spine 28：481-485, 2018

5

腰椎終板障害

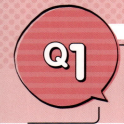

5. 腰椎終板障害【病 態】

Q1 腰椎終板障害って何？

終板とは

　一般的に，椎体上下の皮質の表面を覆っている厚さ1〜2 mmの硝子軟骨組織とその周辺の骨性組織をまとめて「終板」と総称しています．また，硝子軟骨部分を「軟骨性終板」，軟骨性終板が覆う軟骨下骨のことを「骨性終板」と呼んだりもします．

　この「終板」は，無血管組織である椎間板への栄養補給経路として重要で，特に髄核と線維輪内層の酸素や栄養は，「軟骨性終板」を介して拡散・供給され，「骨性終板」内の軟骨下静脈叢より代謝産物を排出しています．

終板障害

　3-Q8「すべりについて」(p.104) でも述べましたが，子どもの脊椎には椎体と椎間板の間に成長軟骨板が存在しており，この成長軟骨板は椎間板よりも脆弱であることが知られています[1]．よって子どもの腰椎に過度の負荷がかかると，成長軟骨板を含んだ終板の障害が起こります．これは総称して終板障害と呼ばれていますが，①前方型，②中央型，③後方型の三つ，あるいは④陥凹型を加えた四つに分類されています[2]．これらはすべて腰痛の原因になりえますが，特に③の後方型終板障害は脊柱管内に影響を与えることが多く，神経症状を呈することから「後方骨端輪骨折」としてよく認識されています．詳しくは次の項で述べます．

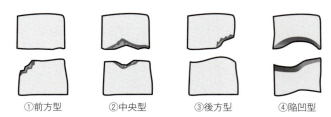

①前方型　②中央型　③後方型　④陥凹型

📖 文献

1) Sairyo K, et al：The pathomechanism of isthmic lumbar spondylolisthesis. A biomechanical study in immature calf spines. Spine (Phila Pa 1976) 23：1442-1446, 1998
2) Uraoka H, et al：Study of lesions of the lumbar endplate based on the stage of maturation of the lumbar vertebral body：The relationship between skeletal maturity and chronological age. Eur J Orthop Surg Traumatol 28：183-187, 2018

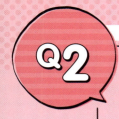

5. 腰椎終板障害 【病　態】

後方骨端輪骨折って何？

　前述したように後方型終板障害は「後方骨端輪骨折（ring apophysis fracture）」としてよく認識されています．18歳未満に腰椎椎間板ヘルニアと診断された患者さんの約3割（28％）にCT画像で後方骨端輪骨折が確認されたという報告もあります[1]．ただし，前述したように二次骨化核ができてから（いわゆるA-ステージ）であればCT画像で判別しやすいのですが，二次骨化核ができる前（いわゆるC-ステージ）では骨化する前の軟骨輪が突出しているため，CT画像でも同定できていない可能性も考えられ，潜在的には腰椎椎間板ヘルニアと診断された発育期患者さんのなかの3割以上の患者さんが存在すると考えられます．

> **NOTE** ○○○○○○○○○○○○○○○○○○○○○○○○○○○○○○○
>
> **Straight-Leg-Raising test（SLRテスト）について**
>
> 　後方骨端輪骨折の患者さんを診たことがある方にはわかるかと思いますが，SLRテストをした際，腰椎椎間板ヘルニアの患者さんと「どこか違う？」と感じたことはないでしょうか？筆者の経験では，後方骨端輪骨折の患者さんではSLRテストをした際に，坐骨神経痛の誘発というよりもむしろハムストリングスのタイトネスが強い印象があります[2]．この点について少し述べたいと思います．
>
> 　SLRテストの解釈は医療者間で異なる場合があります．手技に関しても自動と他動があり，評価する対象（疼痛誘発，筋力など）が異なったり，さらには股関節痛の評価や柔軟性の評価にも使われたりしています．また角度表記についても少し違いがあるようです．この点に関して，森本忠嗣先生が詳しく記載されているので，ぜひ一読を勧めます[3]．
>
> 　どうやらSLRテストの定義が混乱している背景には，坐骨神経痛に"腰痛・殿部痛・大腿後面痛を含むか？"，"膝より末梢の根性疼痛に限局するか？"など，坐骨神経痛の定義自体も明確でないということがあるようです．

個人的には,坐骨神経痛としての診断特異度を上げるためには膝より末梢の根性疼痛に限局すべき,との森本先生のご意見に賛同します.

また,ラセーグテスト(徴候)をSLRテストと同じと考えている方も多いと思いますが,厳密には手技もそのメカニズムの捉え方も異なります.ラセーグテストは殿部の筋収縮による坐骨神経痛の圧迫と推定されていますが,SLRテストでは坐骨神経の伸展であることが解剖遺体で証明されています.

筆者は以下のように考えています.SLRテストで,膝より末梢の根性疼痛が再現された場合には陽性(+)とし,ハムストリングスの付着部(坐骨結節あるいは脛骨内側や腓骨頭など膝の後面)に痛みを生じ,これ以上下肢挙上できない(お尻が浮く)場合にはハムストリングスタイトネスと判断しています.

【SLRテスト】

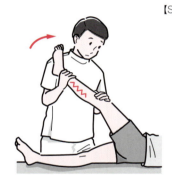

仰向けで膝を伸ばしたまま,脚を上げていくと下肢に痛みや痺れの症状が現れる.

↓

SLRテスト陽性(+)
坐骨神経痛(腰椎椎間板ヘルニア)

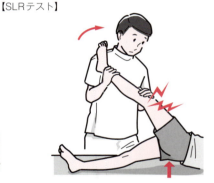

ハムストリングスの付着部(坐骨結節あるいは脛骨内側や腓骨頭など膝の後面)に痛みを生じ,これ以上下肢挙上できない(お尻が浮く)場合

↓

ハムストリングスタイトネス(+)
後方骨端輪骨折の疑い

文献

1) Chang AH, et al:Clinical significance of ring apophysis fracture in adolescent lumbar disc herniation. Spine (Phila Pa 1976) 33:1750-1754, 2008
2) Miyagi R, et al:Persistent tight hamstrings following conservative treatment for apophyseal ring fracture in adolescent athletes:critical appraisal. J Med Invest 61:446-451, 2014
3) 森本忠嗣:Straight Leg Raising test (SLRテスト) の定義の文献的検討. 日腰痛会誌 14:96-101, 2008

5. 腰椎終板障害 【治療】

Q3 後方骨端輪骨折ってどうやって治すの？

　一般的に，後方骨端輪骨折は椎間板ヘルニアを伴うことが多く，このような患者さんは手術になることが多い印象です．18歳未満で「腰椎椎間板ヘルニア」と診断された患者さんを，CTで後方骨端輪骨折の有無について後ろ向きで再調査した研究があります．後方骨端輪骨折を伴うヘルニアの場合にはその半数以上（56％）が手術を要していた一方，骨端輪骨折を伴わない場合に手術を要していたのは25％であったと報告されています[1]．その理由について，後方骨端輪骨折を伴った場合のほうが，症状がより重くなるからではないかと推測されています．よって，若年者が腰椎椎間板ヘルニアと診断され手術に踏み切る場合には，術前にCTで確認しておいたほうがよいと思います．

　筆者の経験では，後方骨端輪骨折の患者さんは椎間板ヘルニアの患者さんに比較して，ハムストリングスのタイトネスが非常に顕著となり，保存治療抵抗性であることが多い印象です．その理由としては，後方骨端輪骨折により外側陥凹が著しい狭窄を起こし（図1）[2]，かつ"骨折"であるため神経根周囲の出血・炎症などにより神経根の癒着が起こるためと推察しています．

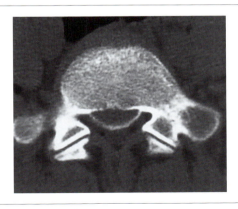
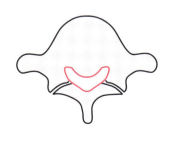

図1　後方骨端輪骨折
後方骨端輪骨折により脊柱管狭窄がみられる．
（右図は文献2より）

> **NOTE**
>
> **後方骨端輪骨折に対する手術について**
>
> ハムストリングスのタイトネスが顕著な状態になると，スポーツ活動だけでなく，授業を受ける(座位保持)などの日常生活動作が非常に困難となり，また腰椎椎間板ヘルニアとは異なり吸収縮小することは期待できないため，症状が強い症例においては，発育期であっても手術が望ましいと思います．
>
> いざ手術をするとして，「突出した骨片を摘出するか否か？」については賛否両論です．総じて「必ずしも摘出する必要がない」という意見が優勢と思われます．神経根の除圧のためには摘出するのが良さそうにも思えますが，大きな骨片の場合，摘出するためには後縦靱帯の切除が必要となり，子どもに対する手術としては，将来的に不安定性につながる可能性もあります．筆者の方法としては，まず通常のLove法に準じて後方から神経根を十分除圧した後，後方に突出した髄核や線維輪を含む椎間板組織をある程度摘出します．その後，突出した骨片を通称"叩きん棒"と呼んでいるスティックで，椎間板にできたスペースに叩き込み，神経根を全周性に除圧しています．
>
> この"叩き込み"の意義は，除圧を目的とすることはさることながら，この骨片がこれ以上育たないようにすることであり，つまり骨片を根絶やしすることです．こうすることで今のところ良好な成績が得られています．
>
>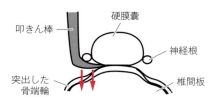

文献

1) Chang CH, et al：Clinical significance of ring apophysis fracture in adolescent lumbar disc herniation. Spine (Phila Pa 1976) 33：1750-1754, 2008
2) Miyagi R, et al：Persistent tight hamstrings following conservative treatment for apophyseal ring fracture in adolescent athletes：critical appraisal. J Med Invest 61：446-451, 2014

索 引

数字

3DCT ·················· 26

欧文

Baastrup 病 ················· 87
Bertolotti 症候群 ············· 88
bone like image ············· 89
cock robin position ··········· 52
communicating synovitis ······· 94
CT（コンピューター断層撮影）画像 ······ 80
Ishii 分類 ················· 59
kissing spine ··············· 87
laminolysis〔椎弓骨折（分離）〕 ········· 85
LBX1 ··················· 10
MRI 検査 ················· 24
neural arch ··············· 116
pediculolysis〔椎弓根骨折（分離）〕 ······ 85
primary center ············· 116
PS-Hook-Rod 法 ············· 108
ragged edge/fibrocartilaginous mass
··················· 96
ring apophysis fracture ········· 127
Scotty dog sign ············· 79
Smiley Face Rod 法 ··········· 109
Straight-Leg-Raising test（SLR テスト）
··················· 127
torticollis ················· 52
X 線 ··················· 19

い

一次骨化核 ················ 116
遺伝的因子 ················ 10

医療被曝低減 ··············· 89

う・え

運動療法 ················· 36
エクステンションストレステスト ······· 77

か

（学童期）側弯症 ············· 2
学校検診 ················· 20
カーブの進行（成人後の） ········· 44
カラー固定 ················ 61
環境的因子 ················ 11
環軸椎回旋位固定 ··········· 55, 57
関節突起間部 ············· 71, 99

き

偽関節 ·················· 99
機能性側弯症 ··············· 4
胸鎖乳突筋腱切り術 ··········· 63
胸鎖乳突筋の線維化 ··········· 53
矯正固定術 ·············· 28, 66
棘突起の圧痛 ··············· 77
筋原性側弯症 ··············· 6
筋性斜頚 ··············· 53, 56

く

空洞症 ·················· 24
グリソン牽引 ··············· 61

け

形成不全 ··············· 54, 57
ケンプテスト ··············· 77

索引 131

こ

硬性装具	93
後側弯症	2
構築性側弯症	6
後方型終板障害	126
後方骨端輪骨折	127
後方法（変形矯正固定術）	39
後弯症	2
骨髄浮腫様変化	82
骨性斜頸	54, 57
骨性終板	126
骨折線（分離症）	80
骨端線	104
骨端線損傷	118
骨内血行	99
骨年齢	75
コブ角	8, 19
根性疼痛（膝より末梢の）	128

さ

坐骨神経痛	127
三次元 CT	26

し

思春期側弯症	2
思春期特発性側弯症	2
若年性（学童期）側弯症	2
斜頸	4, 52
終板障害	118
終末期分離	85
手術（矯正固定術）	38
神経弓	116
神経原性側弯症	6
神経線維腫症	25
身体所見（分離症）	77

す

スクリュー法	40
すべり	104
スマイリーフェイスロッド法	109

せ

成人期側弯症	2
成人脊柱変形	2
成長軟骨板	104, 126
生命予後（側弯症の）	44
脊髄空洞症	6, 24
脊髄モニタリング	43
脊柱側弯症	2
脊椎インプラント	66
線維性瘢痕組織	53
線維軟骨性組織	96
前屈テスト	21
仙骨疲労骨折	83
前側弯症	2
先天性側弯症	6
前方法（変形矯正固定術）	39

そ

装具治療	28, 31
側弯症	2
側弯症検診	17

た・ち

叩きん棒	130
単純 X 線（レントゲン）画像（分離症）	79
腸腰動脈	100

つ

椎弓根骨折 …………………………………… 85
椎弓根スクリュー ………………………… 40
椎弓根スクリューフックロッド法 …… 108

と

疼痛管理 …………………………………… 93
疼痛誘発テスト …………………………… 77
特発性側弯症 ………………………………… 6

な・に

軟骨性終板 ………………………………… 126
二次骨化核 ………………………… 104, 117
乳幼児側弯症 ………………………………… 2

は

バーストラップ病 ………………………… 87
発生 (再発) 予防 (分離症) ……………… 110
ハムストリングスのタイトネス
…………………………… 127, 129
ハローベスト ……………………………… 64
ハローベスト固定 ………………………… 61

ひ

病期 (分離症) …………………………… 74
病期分類 (分離症) ……………………… 80
疲労骨折 …………………………………… 70

ふ

腹壁反射 …………………………………… 25

ヘ

分離症 ……………………………………… 70
分離すべり ………………………… 105, 106
分離部修復術 ……………………………… 108
分離部ブロック …………………………… 95

ヘ

ベルトロッティ症候群 ………………… 88
ヘルニア ……………………………………… 4
変形矯正固定術 …………………………… 39
変性すべり ………………………………… 106
変性すべり症 ……………………………… 104

ほ・も

保存治療 (分離症) ……………………… 92
モアレ検診 ………………………………… 22

よ

腰椎終板障害 ……………………… 121, 126
腰椎椎間板ヘルニア …………………… 4, 114
腰椎分離症 ……………………………… 4, 69
腰 (分節) 動脈 …………………………… 100
予防 (分離症) …………………………… 110

り

リッサーサイン …………………………… 14
リモデリング療法
(環軸関節回旋位固定の) …………… 65

ろ

漏斗胸 ………………………………………… 5

おわりに

　以前から同期（平成 9 年卒）である渡辺航太先生（以後，航太先生）とものの見方や考え方に相通じるものを感じ，「一緒に何か面白いことができればいいね」という話をしていました．考えてみれば航太先生は側弯症が，私は小児の腰痛疾患がライフワークで，二人とも目指すところは子ども達の幸せであり，「力を合わせれば子どもの脊椎疾患の診療についての本が書けるね」ということになり実現しました．航太先生には主に思春期特発性側弯症と斜頚について書いていただき，私は分離症と終板障害などの腰痛疾患について書かせていただきました．

　実際の執筆に当たっては，5 年ほど前に『腰椎分離症のミカタ』（文光堂）という拙書を出版した経験のある私が先輩風を少しだけ吹かすことを許していただき，航太先生には私のわがままをたくさん聞いていただきました．ひとつは「とにかく二人だけで書こうよ」ということでした．もし私がこの本の読者であれば「航太先生の考え方」が聞きたいと思うので，ほかの人にお願いするよりも航太先生御自身のお言葉で書いて欲しいとお願いしました．もうひとつは「どんな方にでも読んでもらいやすいようにしようよ」ということでした．医学書って普通は書斎の本棚に並べてある姿を想像されると思いますが，私は読者の方に本書をボロボロになるまで読んで欲しいと願っています．毎日履いて履き潰したジーンズのように扱って欲しいです．読みすぎてボロボロになって擦り切れて破れたら，私と航太先生でパッチワークをさせていただきます（笑）．そのくらい読み込んで欲しいです．

　タイトルについては，二人で色々と候補を挙げ話し合いましたが，私の前著のタイトルの"ミカタ"を航太先生がたいへん気に入ってくださっているようで，今回は『子どものせぼねのミカタ』を採用していただきました．私の前著の続編であるかのようで，正直少し気が引けるところもありましたが，どんな方にでも親しみをもっていただきたい思いで，「このタイトルでいきましょう」ということになりました．

　本書は子どもの背骨に関する本です．われわれが治療した子ども達が無事元気に大人になって現在のわれわれの年齢まで届いた時には，私や航太先生はこの世に存在しているかどうかわかりませんが，きっとその時には「あの時，この本（『子どものせぼねのミカタ』）があってよかった」と思ってくれることを願っています．普通の教科書とは違い，二人だけで書き重ねていったため時間はかかりましたが，非常に読みやすい本になったと自負しております．これまでわれわれに知識を授けてくださった諸先輩方や友人達，また執筆にあたり素人の二人をリードしてくださった文光堂の皆様には，この場を借りて深く感謝申し上げます．

　令和 6 年 10 月

酒井紀典

【著者プロフィール】

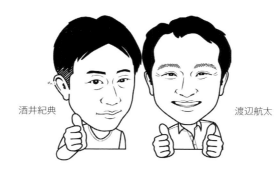

酒井紀典　　　　　　　　　　　　　　渡辺航太

■酒井紀典

平成　9年　4月	徳島大学医学部研修医 （整形外科）
平成12年　6月	健康保険鳴門病院整形外科
平成14年10月	大分中村病院整形外科
平成16年　7月	徳島大学整形外科医員
平成19年　9月	徳島大学整形外科助教
平成22年　1月	米国カリフォルニア大学 アーバイン校整形外科
平成24年　1月	徳島大学整形外科助教復職
平成26年　4月	徳島大学整形外科講師
平成26年　7月	徳島大学整形外科特任准教授 （脊椎関節機能再建外科学）
平成29年10月	徳島大学整形外科准教授
令和　2年　4月	徳島大学整形外科特任教授 （地域運動器・スポーツ医学分野）
令和　4年10月	徳島大学県立三好病院 整形外科部長
令和　5年　4月	徳島大学整形外科特任教授 （高度先進整形外科診療部）

■渡辺航太

平成　9年　4月	慶應義塾大学医学部研修医 （整形外科）
平成10年　8月	国立埼玉病院整形外科
平成11年　8月	栃木県大田原赤十字病院整形外科
平成13年　1月	群馬県総合太田病院整形外科
平成14年　4月	慶應義塾大学生理学教室 （岡野研究室）
平成16年　4月	慶應義塾大学医学部助手 （整形外科）
平成17年10月	米国ワシントン大学整形外科 (International Clinical Fellow)
平成18年10月	慶應義塾大学助手 （先進脊椎脊髄治療学）
平成19年　4月	慶應義塾大学助教（整形外科）
平成20年10月	慶應義塾大学特任講師 （先進脊椎脊髄病治療学）
平成27年　9月	慶應義塾大学専任講師
令和元年　5月	慶應義塾大学准教授
令和　3年　9月	慶應義塾大学病院 側弯症診療センター長

検印省略

子どものせぼねのミカタ
定価（本体 3,000円＋税）

2024年12月1日　第1版　第1刷発行

著　者　渡辺　航太・酒井　紀典
発行者　浅井　麻紀
発行所　株式会社 文光堂
　　　　〒113-0033　東京都文京区本郷7-2-7
　　　　TEL （03）3813 - 5478（営業）
　　　　　　（03）3813 - 5411（編集）

© 渡辺航太・酒井紀典, 2024　　　　　　印刷・製本：真興社

ISBN978-4-8306-2778-1　　　　Printed in Japan

・本書の複製権，翻訳権・翻案権，上映権，譲渡権，公衆送信権（送信可能化権
　を含む），二次的著作物の利用に関する原著作者の権利は，株式会社文光堂が
　保有します．
・本書を無断で複製する行為（コピー，スキャン，デジタルデータ化など）は，
　私的使用のための複製など著作権法上の限られた例外を除き禁じられています．
　大学，病院，企業などにおいて，業務上使用する目的で上記の行為を行うことは，
　使用範囲が内部に限られるものであっても私的使用には該当せず，違法です．
　また私的使用に該当する場合であっても，代行業者等の第三者に依頼して上記
　の行為を行うことは違法となります．
・ JCOPY 〈出版者著作権管理機構 委託出版物〉
　本書を複製される場合は，そのつど事前に出版者著作権管理機構（電話C3-
　5244-5088, FAX 03-5244-5089, e-mail：info@jcopy.or.jp）の許諾を得てください．